AF629375

HARALD M. KUNZE

GRUNDRISS DER ULTRAVIOLETT- UND INFRAROT-BEHANDLUNG

GRUNDRISS DER

ULTRAVIOLETT- UND INFRAROT-BEHANDLUNG

Von HARALD M. KUNZE Facharzt für Innere Medizin

MIT 20 ABBILDUNGEN

WALTER DE GRUYTER & CO.

vormals G. J. Göschen'sche Verlagshandlung · J. Guttentag, Verlagsbuchhandlung
Georg Reimer · Karl J. Trübner Veit & Comp.

BERLIN 1959

© Copyright 1959 by Walter de Gruyter & Co., vormals G. J. Göschen'sche Verlagshandlung
J. Guttentag, Verlagsbuchhandlung - Georg Reimer - Karl J. Trübner - Veit & Comp., Berlin
Alle Rechte, auch die des auszugsweisen Nachdrucks, der photomechanischen Wiedergabe, der Herstellung von Mikrofilmen und der Übersetzung, vorbehalten.
Printed in Germany. - Archiv-Nr. 51 85 59
Satz: Walter de Gruyter & Co., Berlin W 35 · Druck: Franz Spiller, Berlin SO 36

In memoriam filii mei
Axel Michael

** 19. XII. 1935*
† 21. VII. 1955

Vorwort

Obwohl eine umfangreiche Literatur über die Behandlung mit Sonnenlicht oder den biologisch wichtigen Wellenbereichen des UV und des IR vorhanden ist, fehlt eine einfache Anleitung, diese therapeutischen Mittel zu gebrauchen. Viele Ärzte scheuen sich, die Strahlungsenergie des Tageslichtes zu verwenden, weil Schäden entstehen können. Ungenügende Kenntnis der Lichtwirkungen ist hierbei zumeist die Ursache, auf dieses im Zeitalter der Zivilisation so wichtige Behandlungsmittel zu verzichten. Wir wissen aus vielen Erfahrungen, daß ihre vielleicht bedeutsamste Folge, die dystonische Entgleisung der vegetativen Dynamik, mit Hilfe der Lichtbehandlung behoben werden kann. Die Lichttherapie ist heute vielleicht das einfachste und eleganteste Verfahren in der Behandlung der vegetativen Dystonie. Aus diesem Grunde sollte sich der Arzt mit den Zusammenhängen der Wechselwirkung zwischen Mensch und Licht vertraut machen. In dem Büchlein wird der Versuch unternommen, die Wechselwirkung zwischen Mensch und Licht (UV und IR) unter Berücksichtigung seiner funktionellen Konstitution darzustellen. Wir fußen hierbei auf langjährigen eigenen Erfahrungen und können uns auf Arbeiten stützen, die im Kreise um GIERSBERG und AMELUNG entstanden sind. Die Darstellung der Lichtbehandlung ist daher zugleich ein Beispiel für die Kenntnis der Beziehungen zwischen einem wohl definierten Umweltreiz und der individuellen Dynamik. Am Beispiel der Lichtbehandlung kann deutlich gemacht werden, in welchem Umfange mit Hilfe einer gezielten Allgemeinbehandlung die vegetative Dynamik beeinflußt, umgestimmt und *regulationsgerecht* gesteuert werden kann.

Berlin, Januar 1959 *Harald M. Kunze*

Inhaltsverzeichnis

Seite

Vorwort VII

1. Das Licht als therapeutisches Mittel 11

2. Die therapeutischen Möglichkeiten 12

3. Einflüsse auf die Haut 15

4. Objektive Umstimmungssymptome im Vegetativum 19

5. Pharmakologische Wirkungen der UV-Strahlen 30

6. Synthese der Histamin- und der Sulfhydriltheorie auf der Grundlage regulationsdiagnostischer Betrachtung 39

7. Leistungsfähigkeit und Leistungsgefühl nach Bestrahlung 42

8. Therapeutische Folgerungen 45

9. Durchführung der Behandlung mit künstlichen Strahlern 51

10. Gegenindikationen für die Behandlung mit Sonnenlicht und künstlichen Strahlern 58

11. Literatur 63

Autorenverzeichnis 70

Sachverzeichnis 71

1. Das Licht als therapeutisches Mittel

Das Tageslicht bedeutet im Dasein des Menschen nicht nur *Helligkeit*, sondern stellt einen Bewegungsreiz wie Wasser, Wetter und Wind dar. Seit alten Zeiten ist bekannt, daß das Licht als solcher Reiz heilsame Kräfte im Menschen entfaltet. Aber erst in unserem naturwissenschaftlichen Zeitalter hat man erkannt, daß es sich bei seiner Wirkung um Effekte handelt, die aus der Absorption der Lichtenergie hervorgehen. Der Einfluß des Lichtes ist daher nicht nur als Bewegungsreiz zu betrachten, sondern als Energiequelle, die für den Menschen ebenso notwendig wie feste und flüssige Nahrung sowie die Atemluft ist.

Die Frage der Wechselwirkung mit dieser Energiequelle gewinnt mit dem Aufkommen der Industrialisierung, ihren langen Arbeitszeiten und der Beschäftigung des Menschen im Büro oder im Fabrikraum zunehmende Bedeutung. Der moderne Mensch ist der Wechselwirkung mit dem Sonnenlicht nahezu dauernd entzogen. Wenn wir alte Beschreibungen aus den Anfängen der Industriearbeit über neu auftretende Krankheiten beim Fabrikmenschen lesen, so sind Symptome geschildert, die man heute als Lichtmangel-Krankheit oder *Anheliose* (Lönne) bezeichnen würde. Joh. Christ. Gottlieb Ackermann (1780) berichtet, daß die *Fabrikarbeiter blaß, fahl, aufgedunsen, schwächlich und abgezehrt sind*. Ansteckende Seuchen — die *Auszehrung* besonders — seien bei ihnen häufig. Und in einem Bericht an die preußische Regierung über die Beschäftigung von Kindern und Jugendlichen in der Fabrik heißt es, daß *diese unglücklichen Geschöpfe des Genusses frischer Luft entbehren, bleiche Gesichter, matte, entzündete Augen, geschwollene Leiber, aufgedunsene Backen, Drüsenschwellungen am Hals und böse Hautausschläge haben*. Es handelt sich bei diesen Erscheinungen um die gleichen, die später Saleeby in England als Symptome der *Schattenkrankheiten*, zu denen auch die Tuberkulose (Auszehrung) und die Rachitis (englische Krankheit) gerechnet wurden, gekennzeichnet hat.

Diese Feststellungen führten allerdings zunächst nicht dazu, im Lichtmangel die eigentliche Ursache des Gesundheitsverlustes zu suchen. Auch die *Schattenkrankheiten* wurden zunächst nicht auf ihre eigentliche Ursache, sondern auf bakterielle Infektionen oder ä. m. zurückgeführt. Es muß festgehalten werden, daß der Gedanke, der Lichtmangel könne Ursache vieler Störungen und Krankheiten infolge der zunehmenden Verstädterung sein, zuerst in Kreisen der Naturheilkunde um die Mitte des vorigen Jahrhunderts geäußert wurde. Es war Rikli in der Schweiz, der den Grundsatz *Wasser tuts freilich, höher jedoch steht die Luft, am höchsten aber steht das Licht* aufstellte und der als erster kurmäßig mit dem Sonnenlicht zivilisierte Menschen behandelte.

Erst nahezu fünfzig Jahre später interessierte sich auch die medizinische Forschung stärker für die Einflüsse des Sonnenlichtes. So stellte Unna fest, daß übermäßiges Einwirken von Sonnenlicht schwerwiegende, zum Teil mit krebsigem Wachstum verbundene Veränderungen in der Haut hervorrufen kann. Kurze Zeit später entdeckte BERNHARD in der Schweiz, daß schlecht heilende Wunden, besonders solche bei Knochentuberkulose, durch direkte Sonnenlichtbestrahlungen schneller abheilen. Seine danach systematisch durchgeführten Kuren bei Knochentuberkulose wurden auch von PONCET mit dem gleichen Erfolg angewendet.

Es war einem merkwürdigen Zufall zu verdanken, daß man hierbei die Indirektwirkung des Sonnenlichtes entdeckte. Unter den Kranken war ein Junge, dessen Beinwunde nicht direkt behandelt werden konnte. Nachdem er sich aber einige Wochen Gesicht und Arme bestrahlt hatte, war erstaunlicherweise auch bei dieser Indirektbehandlung Heilung eingetreten. Diese Beobachtung wurde durch weitere Versuche bestätigt, und ROLLIER war es dann, der um die Jahrhundertwende das Verfahren der Indirektbehandlung einführte und erstmalig zeigen konnte, daß eine bestimmte bakterielle Krankheit auf allgemein-therapeutischem Wege mit Hilfe des natürlichen Umweltreizes *Licht* geheilt wird.

Bis zu dieser Zeit blieb es nur Vermutung, daß das im Sonnenlicht schon 1801 von RITTER entdeckte Ultraviolett die Heilwirkung ausübt. Erst FINSEN gelang es durch systematische Untersuchungen nachzuweisen, daß die Heilwirkung des Sonnenlichtes an seine ultravioletten Wellenbereiche gebunden ist. Er benutzte zu seinen Versuchen eine künstliche Strahlenquelle und wurde damit zum Begründer der Therapie mit künstlichen UV-Strahlern. Im *Finsenstrahler* wurde der Kohlebogen als Strahlenquelle verwendet und durch ein Linsensystem eine möglichst hohe Strahlenintensität erreicht. FINSEN suchte auf diese Weise wie mit einem Brennglas die UV-Strahlen in konzentrierter Bündelung an den Krankheitsherd zu bringen. Dieses Vorgehen entsprach seiner Auffassung, daß die Heilung der tuberkulösen Haut Folge einer bakteriziden Wirkung des UV sei. So gelang FINSEN nicht nur die Entdeckung des UV als therapeutischem Mittel und die Begründung der Behandlung mit künstlichen Strahlern. Er war vielmehr auch der erste, der mit wissenschaftlicher Methode die alte Wahrheit bewiesen hat, daß *der Arzt nicht dort erscheinen muß, wo die Sonne hinkommt.*

Mit den Entdeckungen von BERNHARD, PONCET, FINSEN und ROLLIER war erwiesen, welche Bedeutung das Sonnenlicht und in ihm in erster Linie das Ultraviolett für den Menschen hat. Damit wurde aber erstmalig auch ein natürlicher Umweltreiz als starkwirksames therapeutisches Mittel erkannt, indem mit seiner Hilfe bisher schwer zu heilende Infektionskrankheiten beseitigt werden konnten.

2. Die therapeutischen Möglichkeiten

Die Beobachtungen von FINSEN sowie die von ROLLIER wurden der Anlaß, in den folgenden Jahrzehnten zwei grundsätzlich verschiedene lichttherapeutische Systeme auszubilden.

Das von FINSEN eingeführte Behandlungssystem arbeitet ausschließlich mit künstlichen UV-Strahlern (Kohlebogen), die sehr hohe Intensitäten von Ultraviolett zur Wirkung gelangen lassen. FINSEN, der die UV-Behandlung fast nur bei Lupuserkrankung angewendet hat, glaubte, daß die bakteriziden Eigenschaften des Lichtes zu um so schnellerem Erfolg führen, wenn möglichst hohe UV-Intensitäten aus größter Nähe auf den Lupusherd einwirken. Das Prinzip des FINSEN-Systems äußert sich also in der Behandlung des Krankheitsherdes mit möglichst hohen Dosen von Ultraviolett und ähnelt im Verfahren etwa den späteren Methoden der Röntgenbehandlung.

BERNHARD ebenso PONCET in der Schweiz verwendeten das in ihrer Heimat reichlich vorhandene Sonnenlicht zur Behandlung der chirurgischen Tuberkulose. Auch sie gingen vom Gedanken der bakteriziden Wirkung des Lichtes aus und ließen dieses direkt auf den Krankheitsherd einwirken. Es blieb dem genannten Zufall vorbehalten, daß man die Allgemeinwirkung des Sonnenlichtes auf den Organismus entdeckte. Auf Grund dieser Erfahrung hat ROLLIER die Sonnenlichtbehandlung zur allgemeintherapeutischen Behandlungsmethode ausgebildet, die man heute als das ROLLIERsche Behandlungsverfahren dem von FINSEN gegenüberstellen kann.

Im ROLLIERschen Behandlungsverfahren wird der Krankheitsherd nicht mehr direkt behandelt, sondern der Körper als Ganzes. Hierbei werden keine hohen Intensitäten einer isolierten UV-Strahlung angewendet. Man beginnt die Behandlung mit kleinen Dosen und führt sie in vorsichtig gesteigerten Teilbestrahlungen durch. Der Krankheitsherd wird dem Licht anfänglich nicht ausgesetzt (herdferne Behandlung). ROLLIER hebt hervor, daß er es vom Allgemeinzustand des Kranken abhängig macht, in welchem Zeitpunkt er zur Ganzkörperbestrahlung übergeht. In jedem Falle vermeidet er im Gegensatz zu FINSEN ein Lichterythem. Das Wesen des Behandlungserfolges sieht er nicht im bakteriziden Effekt, sondern in einer Umstimmung des Organismus, die nun ihrerseits den Heilerfolg herbeiführt. Er vertritt wie schon RIKLI die Meinung, daß der Körper durch die Behandlung gekräftigt wird. Seine Widerstands- und Abwehrkräfte nehmen zu, so daß er nun in der Lage ist, die Erkrankung *mit eigenen Mitteln* zu überwinden.

Bei diesem Vorgehen wird die isolierte Anwendung übermäßiger UV-Intensitäten wie im FINSEN-Verfahren gemieden. Nach ROLLIER ist *die harmonische Wirkung aller Wellenbereiche* für das Heilergebnis von Bedeutung. Ihm ist das Mitwirken des Infrarot ebenso wichtig wie das des Ultraviolett. Wie er früh erkannt hat, wird der günstige Effekt nicht allein durch die photochemischen Prozesse, die das UV auslöst, hervorgerufen, sondern durch das Mitwirken des Infrarot, das die für das Muskelwachstum, aber auch für die Verteilung der photochemisch entstehenden Substanzen wichtige Hyperämie herbeiführt. Diese geht als Sofortreaktion den vom UV hervorgerufenen, wie wir heute wissen, zeitlich voraus.

ROLLIER bezeichnet sein Verfahren als Methode der *rationellen Besonnung*, weil er im Gegensatz zu FINSEN das gesamte Lichtspektrum in maßvoller Weise auf den ganzen Körper einwirken läßt. Damit begründet er ein Verfahren, das sich eindeutig von dem FINSENS unterscheidet. Bei diesem steht nicht die *Besonnung* des Körpers im Vordergrund, sondern der im Krankheitsherd erzielte bakterizide Effekt, der durch das UV als isoliert wirkender Wellenbereich ausgelöst wird.

Beide Verfahren werden in den folgenden Jahrzehnten ohne klare Abgrenzung in verschiedener Weise und als Mischverfahren angewendet. So hat JESIONEK die Intensiv-Lichtbehandlung mit UV zum Allgemeinverfahren entwickelt, nachdem er erkannt hatte, daß nicht der bakterizide Effekt, sondern die von ihm als *kurative Entzündung* bezeichnete Veränderung den Lupus heilt. Diese Ansicht wurde der Anlaß zur Konstruktion von Strahlern, mit denen der gesamte Körper mit hohen UV-Dosen bestrahlt werden kann (BACHsche Höhensonne, JESIONEK-Strahler).

Die neuen Strahlenquellen (Quarzglasbrenner) wurden in den ersten Jahrzehnten der UV-Therapie am meisten bei der Lichtbehandlung mit künstlichen Strahlern benutzt. Die Anwendung erfolgte zunächst vorwiegend bei Hauterkrankungen und beim Lupus. Später ging man dazu über, mit diesen *Höhensonnen* viele Krankheiten im Sinne einer roborierenden Maßnahme zu behandeln. Auch hierbei wird mit künstlichen Strahlenquellen der ganze Körper behandelt. Heute wird in der Klinik wie in der Allgemeinpraxis die Höhensonnenbehandlung mit Zurückhaltung angewendet. Kritikloser und schematischer Gebrauch hatte mitunter zu Schädigungen geführt, so daß schon JESIONEK forderte, die UV-Therapie nach strengeren klinischen Gesichtspunkten durchzuführen.

Es ist aber sicherlich unrichtig, auf Grund der Erfahrung mit den als Starkstrahler zu bezeichnenden Lichtquellen die Therapie unter den heutigen Lebensumständen so zu vernachlässigen, wie es im Augenblick der Fall ist. Man muß sich klar machen, daß die Höhensonnenbehandlung mit Starkstrahlern erfolgte und für die Therapie bestimmter Hauterkrankungen geschaffen wurde, deren Behandlung stets von begrenzter Dauer war. Als roborierende Ganzkörperbehandlung im Sinne einer über lange Zeiträume ausgedehnten Strahlenenergie-Substitution kann diese Behandlungsweise nicht in Betracht kommen, weil die UV-Strahlendosis zu hoch im Verhältnis zu der bei Verwenden des natürlichen Sonnenlichtes ist. Immerhin boten die Starkstrahler in den Anfängen der mit künstlichen Strahlenquellen durchgeführten Therapie die Möglichkeit, die Behandlung auch unter weniger günstigen Lichtverhältnissen sowie im Winter durchzuführen. Der Mangel an einer dem natürlichen Sonnenlicht ähnlichen künstlichen Lichtquelle, der in jener Zeit noch bestand, ließ eine andere Möglichkeit der Behandlung zunächst nicht zu.

Erst um 1930 gelang es RÜTTENAUER, einen Strahler zu schaffen, der die biologisch am stärksten wirkenden Wellenbereiche des Sonnenlichtes, das UV-B und das Infrarot, ausstrahlt. Die Ultravitaluxstrahler benannte Strahlenquelle ist ein sogenannter Mildstrahler. Er wurde von LARCHÉ wesentlich verbessert und gibt die für die Therapie wichtigen Wellenlängen des DORNO-Bereiches (UV-B) und die des Infrarot im natürlichen Verhältnis von etwa 1 : 110 ab. Mit dieser Strahlungsquelle ist die Möglichkeit geschaffen, unabhängig von der Natursonne die Therapie im ROLLIERschen Sinne durchzuführen: man kann nun auf künstlichem Wege eine den natürlichen Verhältnissen entsprechende Wechselwirkung zwischen Organismus und den biologisch wichtigen Wellenbereichen herbeiführen und gerade die in unserer Zeit so wichtige *Substitution* von Strahlungsenergie über längere Zeiträume, z. B. winterlang, durchführen.

Mit diesem Wege ist die ideale Lösung im Sinne ROLLIERS zwar noch nicht erreicht, da nicht das kontinuierliche Spektrum, das die Strahlenqualitäten vom UV-B und UV-A über das sichtbare Licht bis zum Infrarot umfaßt, dem Körper angeboten wird. Die Lösung dieses Problems bahnt sich technisch mit der Konstruktion des Xenon-Hochdruckstrahlers von P. SCHULZ und K. LARCHÉ an.

Bei dem Lichtmangel, dem der moderne Mensch durch einen dauernden Aufenthalt im Raum ausgesetzt ist und bei der Notwendigkeit allgemein, z. B. im Sinne der Dauerprophylaxe — und über lange Zeiträume zu behandeln, interessiert in erster Linie das ROLLIERsche Verfahren. Es ist mit künstlichen Strahlenquellen vom Typ *Ultravitalux* (RÜTTENAUER, LARCHÉ) in der gleichen Weise durchzuführen wie mit der natürlichen Strahlenquelle, dem Sonnenlicht.

3. Einflüsse auf die Haut

Es ist also jetzt möglich, auch mit künstlichen Strahlern nach dem von ROLLIER vorgeschlagenen Verfahren zu behandeln. Eine Gefährdung durch hohe UV-Intensitäten ist selbst bei Behandlung, die über lange Zeiträume ausgedehnt wird, bei Gebrauch der Strahlungsquellen vom Ultravitaluxtyp nicht gegeben.

Wie R. SCHULZE in größeren Untersuchungsreihen nachgewiesen hat, entspricht die Wirkung der Ultravitaluxbestrahlung weitgehend der mit der natürlichen Sonne. Das gilt nicht nur im Hinblick auf die Erythembildung, sondern auch hinsichtlich der individuellen Reaktionsweise. Während der ältere Vitaluxstrahler auch in der Bestrahlungszeit mit der natürlichen Sonne übereinstimmte, ist es durch technische Vervollkommung des Ultravitaluxstrahlers gelungen, die langen Bestrahlungszeiten zu verkürzen. Es gelingt auf diese Weise, nun mit einem Mildstrahler in der gleichen Zeit wie bei Bestrahlung mit einem Starkstrahler, also in 4 bis 6 Minuten, die Erythemreaktion herbeizuführen. Dieser Effekt, vom Sonnenlicht erst nach 35 bis 60 Minuten Bestrahlungsdauer ausgelöst, wird ohne Änderung des Mildstrahlercharakters der Lichtquelle erreicht. Es werden so nicht nur bessere Möglichkeiten für die Behandlung geschaffen, sondern auch die gefahrlose Bestrahlung von *Sonnenähnlichkeit* bei kurzer Behandlungsdauer wie bei der mit Starkstrahlern ermöglicht.

Die *Sonnenähnlichkeit* der Strahler des Ultravitaluxsystems hat R. SCHULZE aus dem Vergleich der individuellen Hautreaktion nach Sonnen- und nach Ultravitaluxbestrahlung festgestellt. Von etwa 300 Personen reagierten bei Sonnenbestrahlung 13% mit einem Erythem (Typ E), 67% mit Erythem und Pigmentation (regelrechte Hautreaktion: E- + P-Typ), und 20% mit Pigmentation ohne Erythem (P-Typ). Bei Bestrahlung mit Ultravitalux aus 75 cm Abstand (104 Versuchspersonen) verteilen sich die 3 Reaktionsformen wie folgt: Typ E 9%, Typ E + P 77%, Typ P 14%.

Diese Untersuchungen wurden an Menschen durchgeführt, die an Sonnenlicht gewöhnt waren. KUNZE konnte feststellen, daß bei den einzelnen Typen starke graduelle Unterschiede der Hautreaktion bestehen, wenn sie langdauernd dem Licht, Wind und Wetterreizen entwöhnt waren. Außerdem zeigte sich, daß in vielen Fällen Rötung sowie Pigmentation überhaupt ausbleiben und erst nach vielen Bestrahlungen (mit natürlicher Sonne ebenso wie mit Ultravitalux) eine schwache Reaktion auftritt. Ursache bei diesem als Typ O bezeichneten Verhalten ist, ebenso wie bei den anderen Reaktionstypen, nicht allein die Lichtentwöhnung. Wie bei den SCHULZEschen Typen handelt es sich um konstitutionelle Eigenschaften, die in Summation mit der Lichtentwöhnung zu einer abgeschwächten Hautreaktion führen. Das Hautverhalten bei Bestrahlung ist dem Kenner oft schon aus dem morphologischen Hautbild erkennbar. Das zum E-Typ gehörige zeigt eine zarte dünne Hornschicht, die die darunter liegenden Kapillaren durchschimmern läßt. Der P-Typ besitzt in der Regel eine dicke Hornschicht, die die Kapillarschicht vollkommen überdeckt. Der E- + P-Typ besitzt eine Haut, die weder zu dick noch zu dünn ist und in der Regel dauernd eine rotbraun getönte Färbung zeigt. Wegen der geringeren Hornschichtdicke kann als Erstreaktion die Rötung auftreten, der danach die Pigmentation folgt.

Bei kontinuierlicher Bestrahlung mit Ultravitalux hat sich gezeigt, daß ebenso wie bei Sonnenbestrahlung die Neigung zum Erythem zurücktritt und die Pigmentation auch bei empfindlichen Personen in verschiedenen Graden mehr und mehr in den Vordergrund tritt. In Annäherung des Hautbildes an das des P-Types äußert sich die Strahlengewöhnung und die mit ihr verbundene Zunahme der individuellen Wdierstandskraft im Sinne ROLLIERS (Haut = „*Lichtkleid*" des Menschen).

Dieses Verhalten kennzeichnet nicht nur die Reaktionsweise der Haut, sondern ist auch das Abbild einer Umstimmung, die im Organismus erfolgt. Sie gelingt also nicht nur mit Sonnenbestrahlung, sondern auch mit Hilfe der Mildstrahlerdauerbehandlung. So ist es in vielen Fällen möglich, auch mit Ultravitaluxbestrahlung die Hautreaktion des Types E zu der von Typ E + P zu verwandeln (SCHULZE, KUNZE). Man kann daher die strahlenungewohnte Haut vorbehandeln, indem man sie z. B. vor einem Urlaub durch Behandlung mit einer künstlichen Strahlenquelle *trainiert* und unempfindlicher macht. Besonders im Hinblick auf die Verhältnisse in der Großstadt ist die Vorbehandlung vorteilhaft, um die wenigen Urlaubstage besser auszunützen. Die Gefahr eines Sonnenbrandes oder auch unangenehmere Komplikationen können auf diese Weise umgangen werden.

Die Strahlengewöhnung äußert sich außer in der Pigmentation in einer Verdickung der Epidermis. Es entsteht eine *Lichtschwiele*, wie sich MIESCHER ausgedrückt hat. Man kann diese *solare Hyperkeratose* als tertiäre Reaktion auf den kontinuierlichen Lichtreiz neben das Erythem als Primär- und die Pigmentation als die Sekundärreaktion stellen und diese drei Phasen als die der physiologischen Strahlengewöhnung (Entwicklung des *Lichtkleides*) bezeichnen. Die Hornschichtverdickung — wie sie z. B. regelmäßig beim Südländer angetroffen wird — kann ebenso wie durch das natürliche Sonnenlicht mit Hilfe einer kontinuierlichen Mildstrahlerbehandlung erreicht werden. Ebenso wie in der natürlichen Wechselwirkung sind selbstverständlich auch bei der Behandlung mit Ultravitalux die individuellen Reaktionsunterschiede zu berücksichtigen. Bei einem Menschen des E-Typs ist die *Lichtschwiele* nur nach sehr langer Behandlung herbeizuführen, im Gegensatz zum P-Typ, bei dem sie wesentlich schneller sichtbar wird.

Bei Menschen des Types O besteht von Anfang an eine Epidermisverdickung. Sie verhindert die kräftige Gefäßreaktion ebenso wie die Anregung zur Pigmentation. Daher sind lichtentwöhnte Menschen mit Hornschichtverdickung blaß und reagieren ungenügend auf Bestrahlung. Auch in langdauernden Bestrahlungsserien ist es weder durch Behandlung mit Natursonne noch mit künstlichen Strahlern möglich, eine nachhaltige Primär- und Sekundärreaktion zu erzielen. Es sei hinzugefügt, daß dieses Hautverhalten nicht Anlaß sein sollte, auf die Substitution von Strahlenenergie zu verzichten.

Es ist nach allem erklärlich, daß bei jeder Bestrahlungskur die individuelle Reaktion beachtet werden muß. Die Gewöhnung wird beim P-Typ schnell erreicht, so daß die Vorbehandlung mit wenig Bestrahlungen genügt.

Beim E-Typ ist sie indes nur langsam und unter Anwenden der zuerst von SCHULZE in Anlehnung an das ROLLIER-Verfahren empfohlenen unterschwelligen Bestrahlung herbeizuführen. Beim Menschen vom Typ O kann sofort mit kräftigen Dosen begonnen werden. Eine ausreichende Gewöhnung

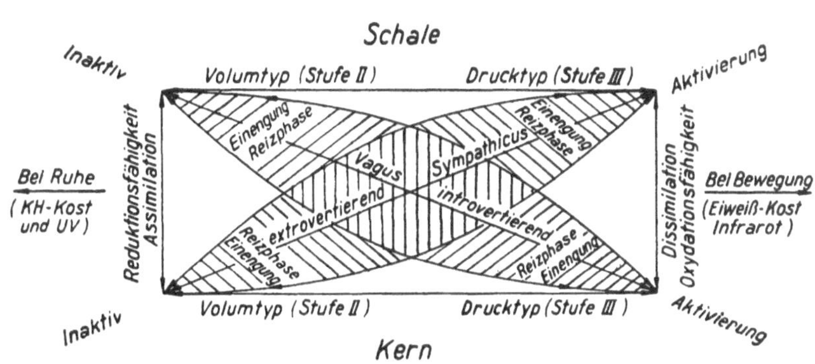

Abb. 1. Das *Regulationsgefüge* des Menschen tritt als Summe der vegetativen Betriebsstücke mit der Umwelt innerhalb der Biosphäre in Wechselwirkung. Diese ist stets individual-spezifisch, d. h. sie erhält durch die individuellen Eigenschaften des Menschen eine diesem eigentümliche *Farbe*. Der Zustand des Regulationsgefüges ist hierbei von der im Genotyp festgelegten *Ausgangslage* (als Entwicklungspotential), vom Lebensalter und vom Trainingszustand abhängig (siehe zusammenfassende Darstellung von KUNZE, Die einfache hämodynamische Regulationsdiagnostik, Walter de Gruyter & Co., Berlin)

ist dann erreicht, wenn die Pigmentation nicht weiter fortschreitet und eine Rötung der Haut bei Bestrahlungszeiten von 10 Minuten nicht mehr hervorgerufen wird.

Untersuchungen von KUNZE haben ergeben, daß man die Haut als Spiegel der Vorgänge ansehen kann, die sich im Körperinneren, vor allem innerhalb der vegetativen

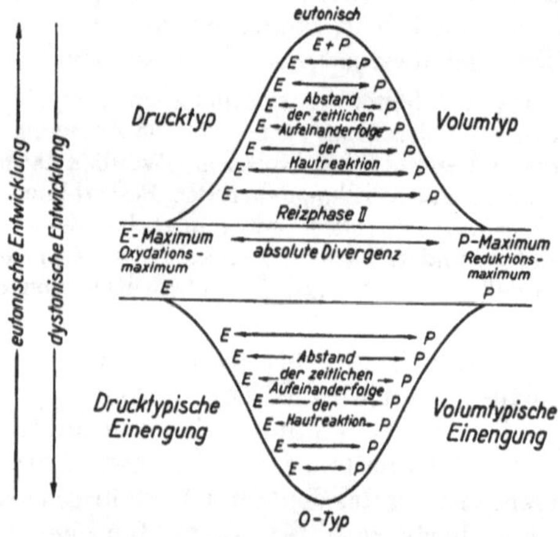

Abb. 2. Die aus der hämodynamischen Regulationsweise abgeleiteten Typenbezeichnungen *Volum- und Drucktyp* kennzeichnen am Verhalten der Hämodynamik die individuelle Regulationsform. *Volumtypisch* arbeitet vorzugsweise der Kreislauf des jungen, drucktypisch der des älteren Menschen (jenseits des 40. Lebensj.). Jedoch bestehen auch Bindungen der die *funktionelle Konstitution* kennzeichnenden Regulationsweise zwischen Genotyp und Anpassungsform. So paßt sich die eutonische, d. i. die im geordneten Zustand befindliche Hämodynamik des leptosomen (asthenischen) Menschen vorzugsweise in Form der volumtypischen, die des eurysomen (pyknischen) dagegen in der der drucktypischen Regulationsweise an. Zwischen ihnen liegen die zahlreichen Schattierungen der mesosomen Menschengruppe. Von der Regulationsform wird die Hautreaktion bestimmt. Bei Überwiegen der volumtypischen Hämodynamik im Regulationsgefüge tritt die Pigmentation als Hautantwort in den Vordergrund, bei Vorherrschen der drucktypischen dagegen die Hautrötung (Neigung zum Erythem). Im dystonischen Zustand kommt es, je nach Bestehen einer Reiz- oder Einengungsphase, zu entsprechenden Verschiebungen, besonders hinsichtlich der Geschwindigkeit der Hautreaktion (bei Reizphase zu beschleunigter und verstärkter Hautantwort, bei Einengung der Regulationsbreite zu gehemmter Antwort)

Organisation, abspielen. So ist die Umstimmung der Haut der Ausdruck für eine solche, die im *Regulationsgefüge* des Organismus durchgeführt wird (Abb. 1). Die Haut der einzelnen Reaktionstypen gibt also die Regulationsform wieder, die bei Beanspruchung durch irgendwelche anderen Bewegungsreize in Erscheinung tritt. Und zwar zeigt sich auch bei licht- und luftentwöhnter Haut eine verstärkte Hautrötung (bis zum Dermographismus ruber) gegenüber physischen wie psychischen Umweltreizen, wenn es sich um Menschen handelt, die dem Typ E angehören (z. B. ein rotblonder Mensch).

Bei ihm besteht in der Regel eine größere Hitze- (Wärme-Infrarot)-Empfindlichkeit. Der stark Pigmentierende zeigt dagegen stets eine große Kälteempfindlichkeit und wird auf Kältereize ebenso aber auch auf andere stärkere Reize blaß. Die Hautblässe tritt bei ihm vor allem auf, wenn Licht- und Luftentwöhnung vorliegen (Abb. 2).

Es ist klar, daß diese Verhältnisse, hier vereinfacht dargestellt, in der Wirklichkeit durch viele Überschneidungen der Rötungs- und Bräunungsreaktion bedingt, in zahlreichen Schattierungen auftreten. In jedem Fall findet sich aber bei genauerer Analyse der *funktionellen Konstitution*, daß sich die Regulationsleistung mit der Eigenart der Hautreaktion deckt.

Die Hautreaktion ist daher ohne Zweifel ebenso korrelativ mit dem Regulationsgefüge gekoppelt wie die Funktion aller übrigen Organsysteme. So herrscht bei verstärkter Rötungsreaktion regelmäßig der sympathikoton-ergotrope Einfluß im vegetativen System vor, während bei verstärkter Bräunung und Lichtschwielenentwicklung der vagoton-histotrope dominiert. Beim E- sowie beim P-Typ äußert sich die Hautleistung mehr oder weniger einseitig als Einphasenreaktion. Diesem weniger häufigen Verhalten steht die große Zahl der in allen Schattierungen vorhandenen E- + P-Typen gegenüber. Bei ihnen läuft die Hautreaktion ebenso wie die im gesamten Regulationsgefüge als Mehrphasen- (Zwei- bzw. Dreiphasen-) Reaktion ab.

Trotz großer Variabilität ist die E- und P-Reaktion stets als geordnete Antwort auf den Lichtreiz zu beurteilen, die zugleich die der vegetativen Dynamik und noch weitergehend auch die der gesamten Psychosomatik widerspiegelt. Die *Umstimmung* als Bestrahlungseffekt wirkt sich stets im ganzen Menschen aus, gleichgültig ob mit natürlicher Sonne oder mit einem künstlichen Strahler behandelt wurde. Diese Feststellung deckt sich im übrigen mit älteren Erfahrungen der Wirkung des Sonnenlichtes auf den Menschen (Wetterfühligkeit). Rollier hat auf die *Ganzheitsreaktion* des Organismus als Bestrahlungseffekt hingewiesen. Nach Eintreten des vegetativen Gleichgewichtes und einer geordneten Hautreaktion stellt sich nicht nur ein höheres Leistungsgefühl, sondern auch eine größere seelische Ausgeglichenheit bei Beanspruchung durch die Umwelt ein. Daraus ergibt sich, daß die Bestrahlung nicht nur im Sinne einer Abhärtung der Haut (Lokaleffekt) wirksam, sondern der gesamte Organismus in seinem Reaktionsverhalten verändert wird (Allgemeinreaktion). Diese Veränderung umfaßt den Vorgang der *Umstimmung*, der ohne Zweifel auch den zuerst von Rollier beschriebenen Fernwirkungen im Heilprozeß der Knochentuberkulose zugrundeliegt.

4. Objektive Umstimmungssymptome im Vegetativum

Auf Grund der eben erörterten Beobachtungsergebnisse ist zu erwarten, daß sich der Einfluß der Bestrahlung in bestimmten Symptomen des vegetativen Verhaltens äußert. Rollier, Lindhard, Hasselbalch u. a. haben schon früher beschrieben, daß sich der Bestrahlungserfolg meßbar im Verhalten von Blutdruck, Puls und Atmung zeigt. Der gleiche Erfolg ist bei Bestrahlung mit dem Ultravitalux-Mildstrahler zu erzielen, wie die eigenen Untersuchungen und die von AMELUNG erweisen. Bei länger durchgeführten Bestrahlungskuren werden Blutdruck, Puls und Atemzahl mehr und mehr gesenkt. Die Änderung des Kreislaufverhaltens kann als Symptom der zunehmenden Vagotonisierung des Regulationsgefüges angesehen werden. Sympathikotone Äußerungen des Regulationsgefüges treten jetzt erst unter dem Einfluß einer schweren körperlichen (oder seelischen) Beanspruchung auf. Der Mensch befindet sich mit seiner vegetativen Ausgangslage in günstigerer Position. Durch die Bestrahlung wird also ein Zustand im Regulationsgefüge geschaffen, der z. B. auch durch ein sportliches Training erreicht werden kann (Abb. 3, 4 und 5).

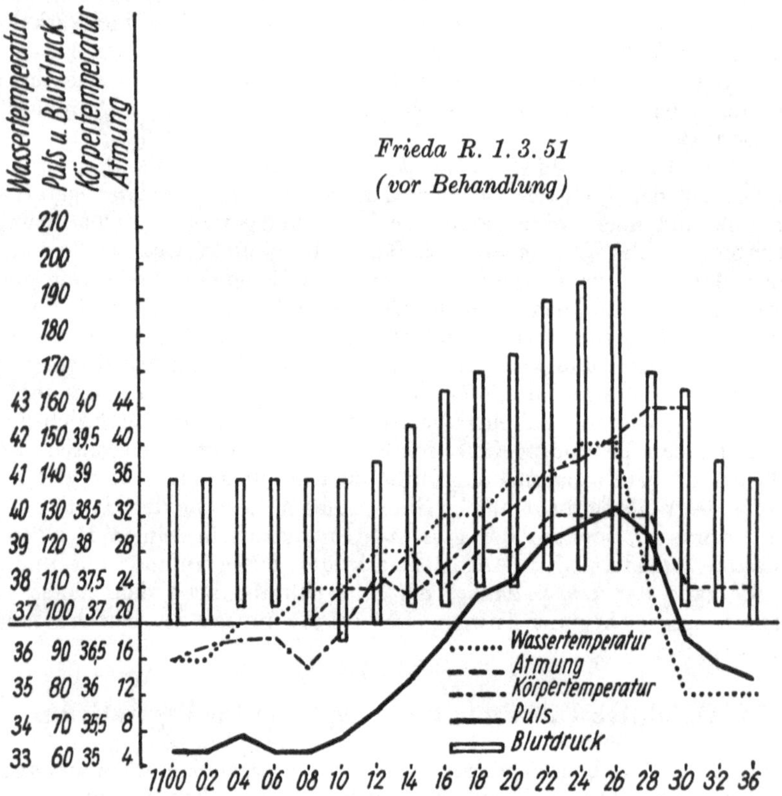

Abb. 3a. (Erklärung siehe Abb. 3b)

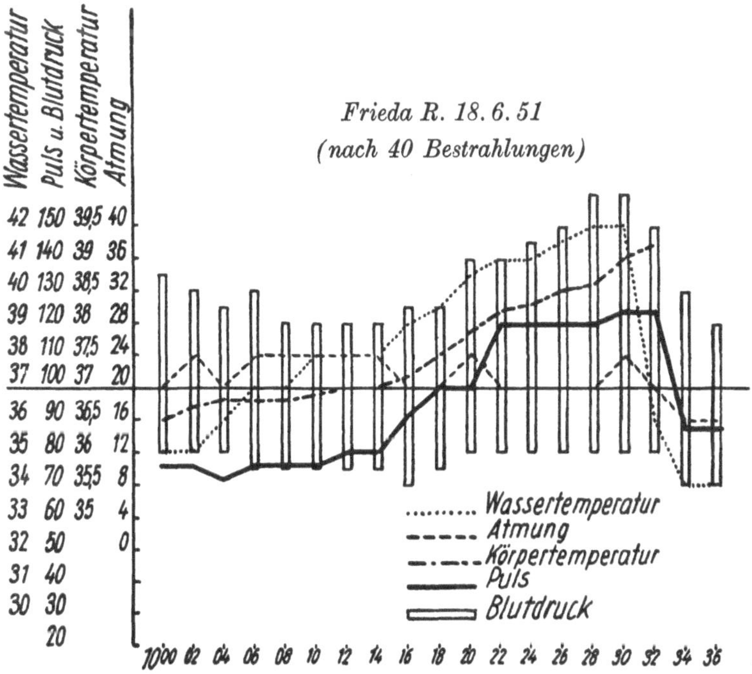

Abb. 3b

Abb. 3 a—c. Die Umstimmung der individuellen Regulationsform kommt deutlich im Regulationstest zum Ausdruck (Blutdruck-Puls-Atemverhalten vor und nach Belastung). Der Test kennzeichnet den Zustand bei dystonischem Drucktyp (vor Behandlung), (3 a) entsprechend der Reizphasensituation mit erheblicher Erythemneigung (1 ½ Minute) verbunden, sowie den Zustand nach 40 Bestrahlungen mit 4 Mildstrahlern (3 b). Die Senkung des Blutdruckniveaus bei erhaltener drucktypischer Regulationsform), die der Puls- und Atemfrequenz als Kennzeichen der ökonomisierten Regulationsweise kommt deutlich zum Ausdruck. Diese Umstimmung ist ein typischer UV-Effekt. Er kommt in der Regel erst nach mindestens 30 Vierfach-Bestrahlungen zustande und ist um so ausgeprägter, je drucktypischer die Regulationsform und je stärker die dystonische Reizphase ist. Man erkennt den Reizphasenzustand vor Bestrahlung an dem Verhalten während der Belastung durch das *ansteigende Halbbad.* Es entsteht bei stark ansteigendem diastolischem Druck eine erhebliche Zunahme der systolischen Herzleistung (erhebliche Vermehrung der Druckarbeit des Herzens), dazu werden Puls- und Atemfrequenz sowie die Körpertemperatur gesteigert. Nach 40 Vierfach-Bestrahlungen mit Ultravitalux ist die Reizphase beseitigt und die Umstimmung vollzogen. Ausschließlich unter dieser Behandlung und ohne Unterbrechung der Fabrikarbeit ist die Umstimmung erfolgt und mit ihr die subjektiven Beschwerden der Reizphase beseitigt. — Diese UV-Effekte entsprechen denen eines langwierigen sportlichen Trainings. Hier, ebenso aber bei der Behandlung mit JR, muß man sich vor Überdosierung hüten. In Abbildung 3c ist das Regulationsbild nach 60 Bestrahlungen gezeigt. Dem jetzt größeren Schlafbedürfnis, der schnelleren Ermüdbarkeit entspricht im Regulationsbild die geringere Fähigkeit zur Entfaltung der Blutdruckamplitude (regulative Erstarrung).

Die durch Ultravitalux-Mildstrahler erreichte Umstimmung ist weniger eingreifend als die bei Gebrauch eines Starkstrahlers. Den Unterschied kennzeichnen die Untersuchungen, die LEHMANN durchgeführt hat. Er hat bei Behandlung mit Starkstrahlern beobachtet, daß sich die Reaktion der ve-

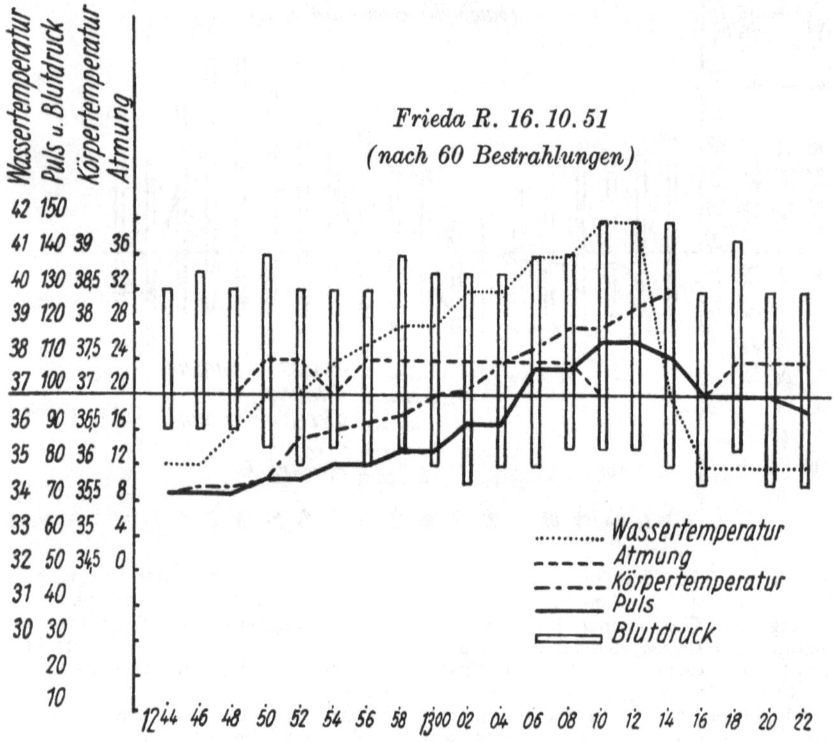

Abb. 3c. (Erklärung siehe Abb. 3b)

getativen Dynamik in vier Phasen abspielt, von denen die ersten drei mit dem Auftreten des Erythems, die letzte mit der allmählichen Pigmentation gekoppelt sind. Die relativ langdauernde Primärreaktion ist der Ausdruck der initialen Zunahme sympathikotoner Einflüsse im Regulationsgefüge. Sie geht mit einer Blutdruck-, Puls- und Atemzahlsteigerung sowie mit einer Erhöhung des Grundumsatzes und des Sauerstoffverbrauches einher, Effekte also, die eine Zunahme der sympathikoton-ergotropen Leistungen im Regulationsgefüge widerspiegeln. Die Primärreaktion wird durch die sekundäre der vagoton-histotropen abgelöst, die durch das Absinken der Blutdruckamplitude und der Puls-Atemzahl, ebenso durch die Abnahme des Sauerstoffverbrauchs und die Senkung des Grundumsatzes gekennzeichnet ist.

Die eben geschilderten Effekte decken sich mit den Bildern der Hautreaktion. Diese tritt außerdem um so einseitiger hervor, je höher gleich-

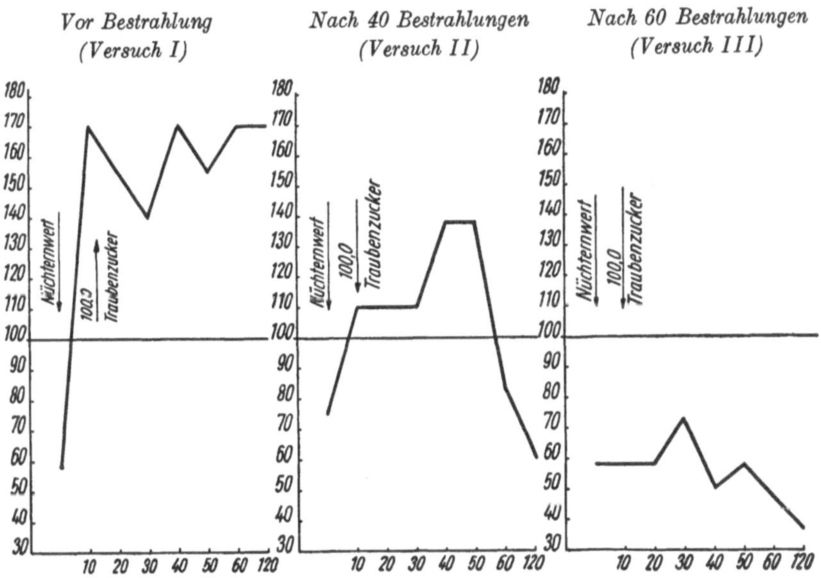

Abb. 4. Die *Umstimmung* kommt auch im Blutzuckerverhalten zum Ausdruck, wie besonders das Verhalten im STAUB-TRAUGOTTschen Versuch erweist. Im Versuch I tritt die Reizphasensituation vor Behandlung eindeutig hervor. Der niedrige Nüchternwert entspricht dieser (subjektiv großes Hungergefühl nach 16stündigem Fasten). Die Blutzuckerwerte steigen steil an und sinken sehr verzögert wieder ab. Nach 40 Bestrahlungen, dem hämodynamischen Testbild (Abb. 3b) entsprechend, wird ein ausgeglichenes Verhalten der Blutzuckerbewegung gefunden. Nach 60 Bestrahlungen bemerkt man das schon im hämodynamischen Test nachgewiesene Verhalten (beginnende regulatorische Erstarrung). Trotz gleicher Belastung mit 100,0 Traubenzucker fehlt die Zuckerausschüttung in die Blutbahn. Es findet sich ein Verhalten wie bei starkem Überwiegen des Vagotonus im Regulationsgefüge (Überkompensation durch UV)

zeitig der diastolische Druck gemessen wird. Bei abnehmendem systolischem Druck und mit niedriger diastolischer Drucklage wächst die Neigung zur Hautpigmentation.

Ein übermäßiges Auftreten der ergotropen Primärphase wird bei Gebrauch eines Mildstrahlers leichter vermieden als bei dem eines Starkstrahlers. Der Übergang in die Sekundärreaktion erfolgt in der Regel schneller. Deswegen ist die Mildstrahlertherapie besonders dann vorzuziehen, wenn eine sympathikoton-ergotrope Ausgangs-

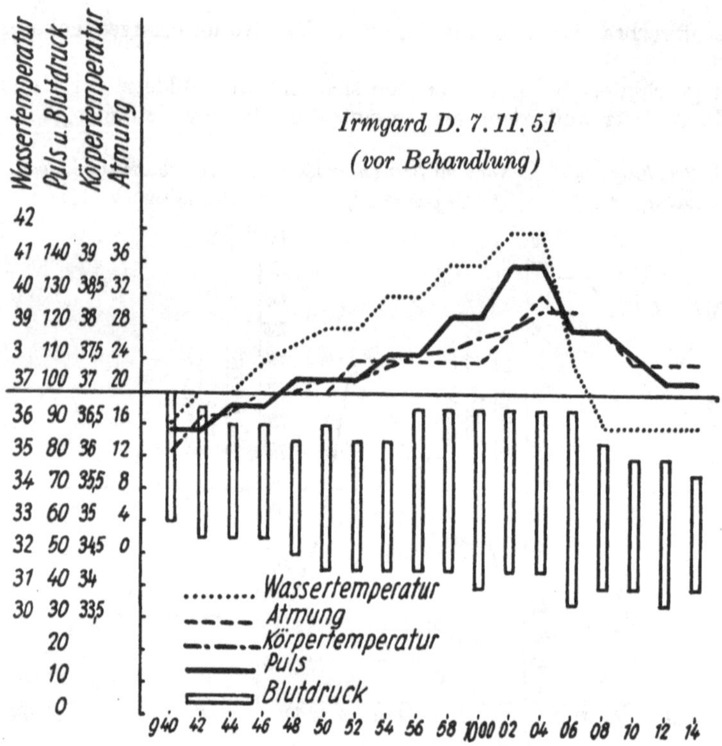

Abb. 5a

Abb. 5 a u. b. Die UV-bedingte Umstimmung tritt um so stärker hervor, je drucktypischer (sympathikoton-ergotroper) die Regulationslage ist. Sie tritt stets weniger deutlich hervor, wenn es sich um primär volumtypische Regulationsformen handelt. In diesem Falle muß die UV-Behandlung mit anderen Umweltreizen verbunden werden, die vorübergehend eine sympathikoton-ergotrope Situation erzeugen (Steigerung der systolischen Leistung, z. B. durch Körperbewegung, durch Kaltwasserreize, aber auch durch vermehrte IR-Beigabe bei der Bestrahlung). Bei alleiniger Bestrahlung mit UV, aber auch in Kopplung mit mäßigen IR-Intensitäten und bei längerdauernder Behandlung, dominiert mehr und mehr der UV-Reiz. Es kommt zum übermäßigen Dominieren der vagoton-histotropen Situation im Regulationsgefüge, wie schon in den Abbildungen 3 und 4 gezeigt wurde. Die hierbei eintretende Einengung der Druckamplitude, ihr weiteres Absinken kommt im Regulationsbild schon nach 20 Bestrahlungen zum Ausdruck. Die übermäßige Verschiebung zur vagoton-histotropen Situation im Regulationsgefüge äußert sich im Absinken und in der starken Einengung der Blutdruckamplitude, in der verringerten Fähigkeit zu ihrer Entfaltung beim Belasten, im stärkeren Anstieg der Pulsfrequenz (51% Zuwachs normal vor, 82% beginn. Insuffizienz nach Behandlung), ebenso der Atemfrequenz (60% Frequenzzuwachs vor, 160% nach Behandlung). Diesem Verhalten entspricht das subjektive Empfinden. Die während der Bestrahlungskur weiterhin tätige Mitarbeiterin berichtet über Abnahme ihrer Leistungsfähigkeit bei Akkordarbeit, große Müdigkeit, zunehmendes Schlafbedürfnis usw. — Die Behandlung mit UV wurde deshalb abgebrochen und mit IR (4-fach) weitergeführt. Dabei Besserung des Befindens

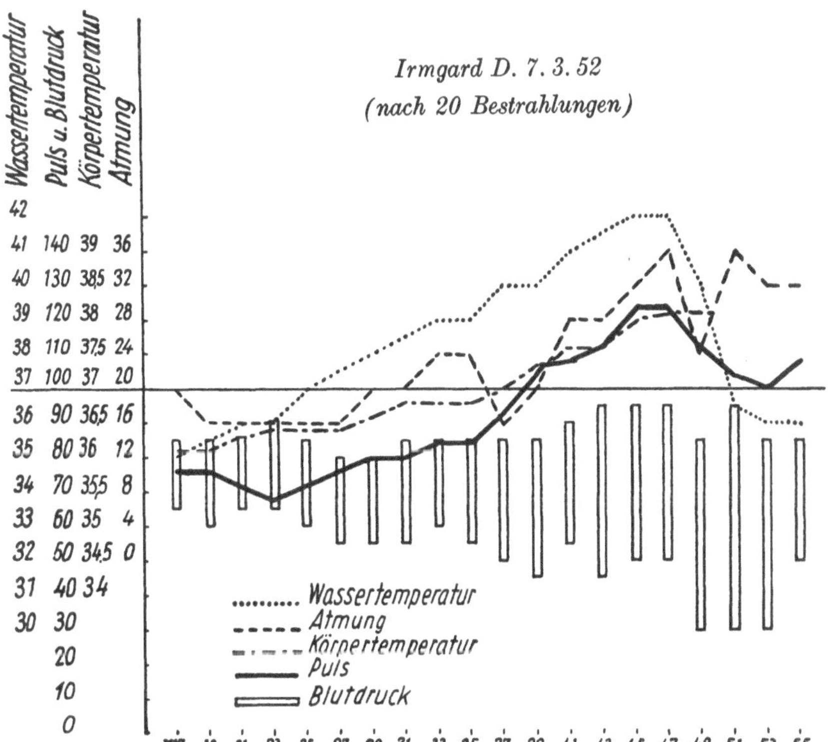

Abb. 5b. (Erklärung siehe Abb. 5a)

lage primär besteht, sei es infolge genotypischer Anlage oder altersbedingt oder auch infolge einer übermäßigen Aktivität des Menschen (z. B. bei Überbeanspruchung). Unter diesen Umständen ist stets die Mildstrahlerbehandlung der mit Starkstrahlern vorzuziehen, eventuell in unterschwelliger Dosierung, um die Primärphase (mit Erythem) zu umgehen.

Der Gegensatz zwischen Stark- und Mildstrahlerbehandlung äußert sich indes nicht nur im Verhalten der Umstimmungsreaktionen. GIERSBERG und LOTZ haben darüber hinaus festgestellt, daß bei Behandlung mit der Ultravitalux der Grundumsatz und damit auch der Sauerstoffverbrauch in vielen Fällen sofort gesenkt werden. Die eigenen Untersuchungen bestätigen, daß hierbei das Ausmaß und die Geschwindigkeit der Umstimmung von der vegetativen Ausgangslage abhängen und die Senkung des Grundumsatzes von der Schnelligkeit der Vagotonisierung bestimmt wird. Einfluß auf die Umstimmungsgröße hat außerdem die tägliche Wechselwirkung mit der Umwelt. Starke Bewegungsreize, z. B. große Hitze, reichliche Körperbe-

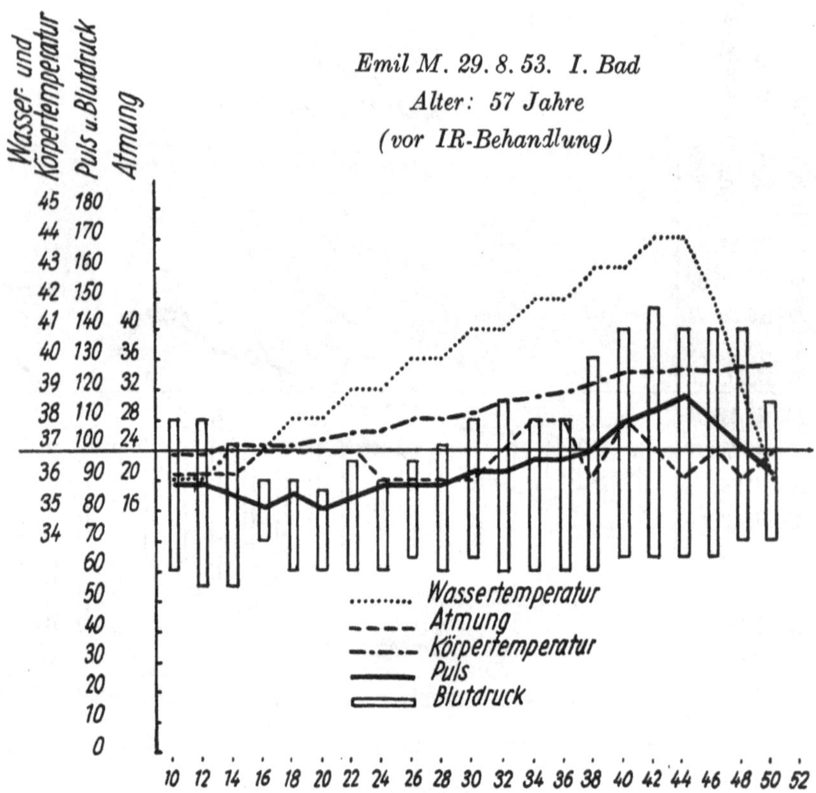

Abb. 6a. Vor Behandlung

Abb. 6a u. 6b. Durch Infrarot wird die *Durchblutungsaktivität* in der bestrahlten Fläche erhöht. Diese Tatsache kommt im hämodynamischen Regulationstest vor und nach Behandlung ebenso wie im Verhalten des Hämoglobinspiegels zum Ausdruck (Tabelle I). Obwohl im Ruhezustand eine Hypotonie besteht, entwickelt sich nach Behandlung mit 20 IR-Ganzbestrahlungen (4-fach Theratherm) als Folge der gesteigerten Reaktionsfähigkeit des Regulationsgefüges das Bild der drucktypischen Dystonie (Reizphase) unter dem Einfluß einer exogenen Beanspruchung (Abb. 6b)

wegung, starker Wind, aber auch psychisch erregende Einflüsse, lebendige Arbeit hemmen die Umstimmung zum Vagotonus, Mangel an solchen Umwelteinflüssen, Arbeit in Bewegungsmangel, fern von Licht, Luft, Wind und Wetter, erhöhen die Geschwindigkeit der Umstimmung.

Schließlich haben Giersberg und Lotz gefunden, daß die optimale Umstimmung nur mit einem Mischstrahler erreicht wird, das ist eine Strahlenquelle, die Ultraviolett und Infrarot abstrahlt, und zwar in einem Mischungsverhältnis, das dem des Sonnenlichtes entspricht (etwa 1 : 110).

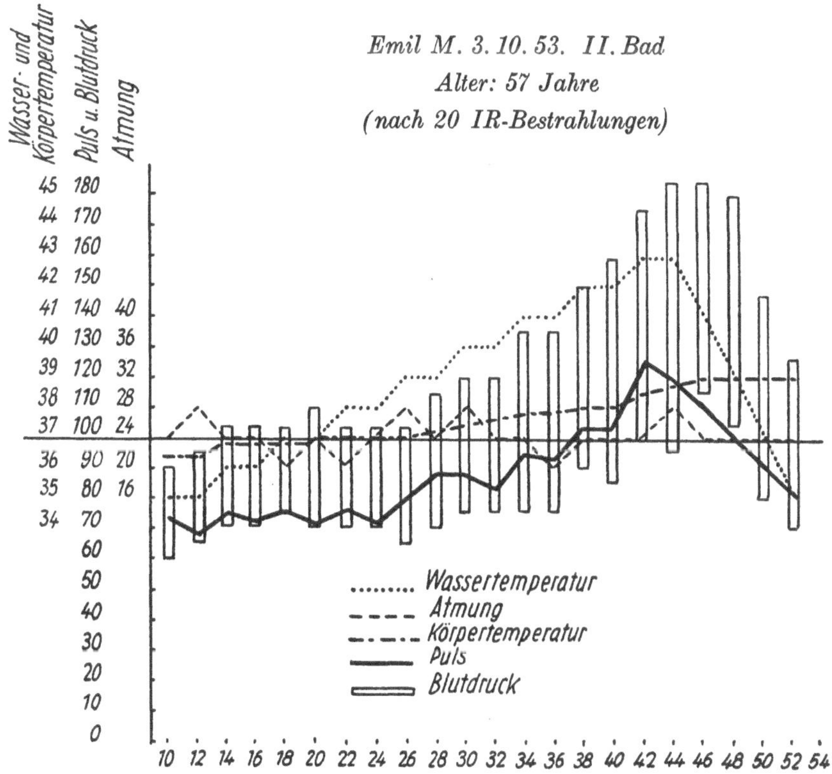

Abb. 6b. Nach Behandlung

Um die entscheidende Mitwirkung des Infrarot zu zeigen, haben wir versucht, einen Ausgleich bei vagotoner Regulationslage durch Verstärkung des Infrarotanteils herbeizuführen. In einzelnen Fällen wurde, um dieses Ziel zu erreichen, sogar auf UV verzichtet und nur mit IR behandelt. Es gelang auf diese Weise, die übersteigert vagotone Regulationslage zurückzudrängen und den sympathikotonen Einfluß im Regulationsgefüge zu steigern. Der Ausgleich äußert sich ebenfalls im Verhalten der Blutdruck-Puls-Relation (höhere Tonuslage, Weitung der Blutdruckamplitude durch Zunahme des systolischen Druckes) (Abb. 6 a u. b, 7 und Tab. I), ferner im Verhalten der Hämoglobin- und Blutzuckerwerte, die ansteigen. Alle Veränderungen sprechen also dafür, daß die Durchblutungsaktivität im Bereich der Körperoberfläche (Körperschale = animalisches System) zunimmt. Man kann also die Behandlung mit Ultravitalux der Eigenart des Regulationsgefüges entsprechend (*regulationsgerecht*) abstimmen, indem man durch die Infrarot-Behandlung den UV-Einfluß hemmt. Infrarot bewirkt die größere Durchblutungsaktivität in den papillären und subpapillären Plexus der Haut. In ihnen tritt eine Vasodilatation ein. Das Strömungsgefälle vom Körperinneren in die Oberfläche wird steiler. Auch diese

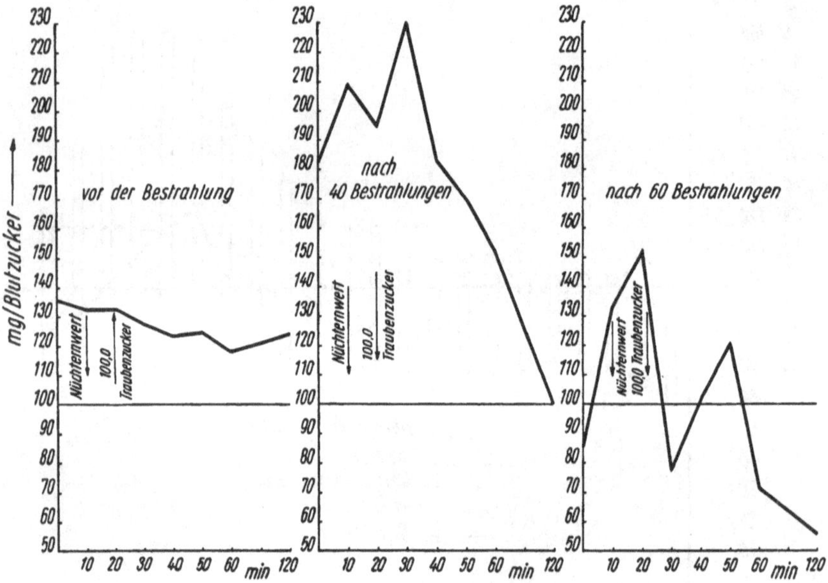

Abb. 7. Blutzuckerverhalten vor, während und nach IR-Behandlung bei einem 48jähri gen Manne mit volumtypischer Dystonie in Einengungsphase. Beschwerden: Appetitmangel, Druck im Oberbauch, langsame Gewichtsabnahme (14 kg in $1\frac{1}{2}$ J.). Die regulatorische Starre kommt nicht nur im hämodynamischen Test, sondern noch deutlicher im Staub-Traugott zum Ausdruck. Nach 40 Bestrahlungen ist die Ausschüttungshemmung beseitigt und ein der volumtypischen Reizphase entsprechendes Verhalten ausgebildet. Die Beschwerden sind beseitigt. Gewichtszunahme von 3,5 kg und oft das Gefühl eines *Heißhungers* (typisch für Reizphase). Nach 60 Bestrahlungen ist das Gleichgewicht erreicht. Subjekt. Wohlbefinden. Der Patient, ein Fabriktischler, hat in dieser Zeit weitergearbeitet. Eine andere Behandlung neben der Bestrahlung ist nicht durchgeführt worden

Wirkung ist schon länger bekannt. Rollier hat bereits auf sie hingewiesen. Der Effekt geht zeitlich dem durch UV ausgelösten voraus, wie die gewebsthermometrischen Untersuchungen von Lippross gezeigt haben. Rotlicht- und Infrarotbehandlung entfalten aber diese Wirkung nicht nur in der direkt bestrahlten Haut, sondern rufen auch eine konsensuelle Fernwirkung in nicht bestrahlten Bezirken hervor.

Die Untersuchungen von Lippross haben im einzelnen ergeben, daß sich die Zunahme der Gewebstemperatur nicht auf die Haut beschränkt, sondern auch in tieferen

Gewebsschichten, z. B. in der Muskulatur bis zu 4 cm Tiefe, nachgewiesen werden kann. Ursache der Veränderungen ist die bessere Kapillarisierung der Gewebe, der eine Zunahme der Durchblutungsgröße und der Blutstromgeschwindigkeit entspricht. Diese Veränderungen stellen sich nicht ein, wenn man mit UV bestrahlt. Selbst bei Starkstrahlerbehandlung fehlt die Sofortreaktion der Hautgefäße und der Muskulatur. Die Zunahme der Gewebstemperatur tritt nach jeder UV-Behandlung in der Regel erst nach 45 Minuten auf, d. h. stets längere Zeit nach der Bestrahlung. Hierbei ist die Feststellung interessant, daß sich die Zunahme der Gewebstemperatur vorwiegend nur in der Muskelschicht findet, nicht aber in der Haut. In ihr kommt es zwar während der Behandlung zu einem geringfügigen Ansteigen der Temperatur. Sie kehrt aber sofort nach Abschluß der Ultraviolettbestrahlung zum Ausgangswert zurück, ein Verhalten, das sich bei der Infrarotbestrahlung nicht findet. Ihre Wirkung überdauert die Behandlungszeit mit IR. Dieses Verhalten läßt erkennen, daß jede Bestrahlung die Haut als Absorptionsorgan beeinflußt, daß aber die durch Wärmestrahlung ausgelösten Temperatureffekte auf anderem Wege zustandekommen als die durch *Kaltstrahlung* wie die des UV.

Tabelle I

Hgb-Werte unter Ultravitalux- und unter Infrarotbestrahlung bei Menschen im Zustand der volumtypischen Dystonie (Einengungsphase)

Frau D.	
April 1951 (vor Beh.)	65%
Okt. 1951 (vor Beh.)	58%
Febr. 1952 (20 × Ultravitalux)	67%
März 1952 (40 × Ultravitalux)	60%
Trotz verringerter Bestrahlungszeit zunehmende Ermüdung. Abbrechen der Bestrahlung (8 Min. anstelle 20).	
April 1952 bis April 1953 ohne Bestrahlung Hgb-Werte um	63%
April 1953 Einleiten einer IR-Behandlung: nach 5 Bestrahlungen mit 4 IR-Lampen	
27. 4. 1953 keine Müdigkeit, kein Kopfweh	78%
6. 5. 54	82%
26. 5. 54	78%
13. 7. 1954	80%

Frau St.	
März 1951 (vor Beh.)	75%
April 1952 (vor Beh.)	74%
7. Okt. 1952 (vor Beh.)	78%
Beginn der Behandlung mit Ultravitalux	
18. Okt. 1952 (14 Bestrahlungen)	73%
27. Okt. 1952 (14 Bestrahlungen)	66%
30. Okt. 1952 (14 Bestrahlungen)	62%
Ultravitaluxbestrahlung wird abgesetzt und durch Behandlung mit IR (4fach) ersetzt	
7. Nov. 1952 (nach 5 Bestr.)	80%
12. Nov. 1952 (post menstr.)	76%
21. Okt. 1952	80%
11. Nov. 1952 (post menstr.)	81%
10. Jan. 1953	86%
18. April 1953	92%
Abschluß der Behandlung nach 50 Therathermbestrahlungen	

Das schon vor Bestrahlung die Ausschüttungshemmung kennzeichnende Ergebnis des Staub-Traugottschen Versuches erfährt in dem eben erläuterten Falle durch die Ultravitaluxbestrahlung keine Änderung. Es bestand außerdem ein typisches Verhalten im roten Blutbild (Tabelle I). Wie früher ausgeführt (Kunze) handelt es sich hierbei kaum um echte

Anämien, sondern um Blutverteilungsstörungen. Infolge der dystonischen Einengung ist die Durchblutungsaktivität im Bereich der *Körperschale* (Haut, Muskulatur) herabgesetzt, einhergehend mit einer Abnahme des Hämoglobinspiegels (weniger oft der Erythrozytenzahl), ein Verhalten, das seine Parallele offensichtlich im Blutzuckerverhalten hat. Der Hämoglobinspiegel wird unter UV wahrscheinlich nur bei Ausbildung eines Erythems erhöht (Zunahme der Durchblutungsaktivität). Die Zunahme fehlt dagegen, wenn eine volumtypische Dystonie im Zustand der Einengungsphase besteht (nicht in der Reizphase). In diesem Falle bleibt der Hämoglobinspiegel konstant erniedrigt oder er sinkt weiter ab. Dieser UV-Effekt kann offensichtlich sehr rasch durch IR-Bestrahlung beseitigt werden. Sie bewirkt sofortiges Ansteigen des Hämoglobinspiegels und auch der Erythrozytenzahl (Zunahme der Kapillardurchblutung).

Die Untersuchungsergebnisse erklären ebenfalls die günstigen Wirkungen der Mischbestrahlung, wie sie bei Anwendung des natürlichen Sonnenlichtes, aber auch mit Hilfe von Strahlern vom Ultravitalux-Charakter festgestellt werden. Das Infrarot bewirkt in der Körperoberfläche bis in die Muskelschichten hinein ohne Zweifel eine primäre Zunahme des Strömungsvolumens bei gleichzeitiger Aktivierung des Stoffumsatzes. Unter Ausnutzen der vorhandenen *Kapillarraumreserve* (Kunze) wird die *Utilisation* im örtlichen Stoffwechsel mit dem Einsetzen der Bestrahlung gesteigert. Die IR-Effekte intensivieren die örtlichen, photochemischen Wirkungen infolge der gesteigerten Durchblutungsaktivität. Zum anderen werden die Fern- und Tiefenwirkungen der im photochemischen Prozeß unter UV auftretenden Stoffe intensiviert. Die bessere Durchblutung ermöglicht ihre schnelle Verteilung im gesamten Organismus und verhütet auf diese Weise auch die, z. B. bei übermäßiger Pigmentation auftretende Anhäufung der Wirkstoffe in der Haut. Die gleichzeitige Infrarotbestrahlung mildert also offensichtlich die UV-Effekte, indem eine *Wirkstoffstauung* in der Haut verhindert und eine kontinuierliche Verteilung der entstehenden Substanzen (Vitamine usw.) erreicht wird. Daraus wird auch die besonders vorteilhafte Wirkung der kombinierten Therapie beim Menschen mit P-Typ erklärlich. Bei ihm fehlt regelmäßig die nur mit der Hautrötung verbundene Durchblutungsaktivität in der Körperschale. Sie muß durch zusätzliche Infrarotbehandlung herbeigeführt werden (oder auch durch Körperbewegung usw.).

5. Pharmakologische Wirkungen der UV-Strahlen

Wie aus den bisherigen Erörterungen ersichtlich wurde, kommt es unter dem Einfluß der Strahlenenergieabsorption zu tiefgreifenden, individuell sehr verschiedenen Veränderungen im Organismus. Es wurde seit Einführung der Heliotherapie vermutet, daß die lichtbedingte Veränderung durch pharmakologische Effekte hervorgerufen wird, und zwar durch Stoffe, deren chemo-physikalischer Zustand durch die Energieabsorption gewandelt wird. Heute ist man sich darüber klar, daß Bestrahlung vor allem mit UV-haltigem Licht als „*hochwirksames Medikament mit mannigfaltigen Indikationsgebieten zu betrachten*" ist (F. HOLTZ).

Es kann im Rahmen dieser Darstellung nicht auf die vielfältigen pharmakologischen Effekte eingegangen werden. Es sollen nur jene Wirkungen erörtert werden, die für unsere therapeutische Betrachtung praktischen Wert besitzen.

Obwohl vor allem ROLLIER sich unter Hinweis auf die Untersuchungen von VILTER, ROSSELET u. a. bemüht hatte, die von ihm in den Mittelpunkt gestellten therapeutischen Allgemeinwirkungen zu klären, gelang es erst 20 Jahre nach der Einführung der Heliotherapie in die wissenschaftliche Medizin, einzelne pharmakologische Wirkungen zu erkennen. Die wichtigste Entdeckung auf diesem Gebiet wurde von WINDAUS und POHLE gemacht. Die Feststellung, daß durch das UV im Sonnenlicht die Rachitis nicht nur verhütet, sondern auch geheilt werden kann (HULDSCHINSKY) und daß der Weg dieses UV-Effektes über die Aktivierung einer vor Bestrahlung inaktiven Substanz, Ergosterin und Dehydrocholesterin, zu Vitamin D_1 und D_2 führt, war ein Meilenstein für die Erkenntnis der Energiewirkung optischer Strahlen. Die Entdeckung bestätigte nicht nur die klinischen Beobachtungen ROLLIERS, sondern kennzeichnete auch die Heliotherapie in ihrer Eigenart als medikamentösen Behandlungsweg, der als allgemeintherapeutische Maßnahme anders als die übrigen Verfahren (Wasser, Bewegung, Massage usw.) beurteilt werden muß (wie im übrigen auch schon von RIKLI erkannt worden war).

Der Unterschied zwischen der Heliotherapie und den übrigen Allgemeinverfahren zeigt sich darin, daß die Sonnenlichtwirkung nicht auf die Haut beschränkt bleibt, sondern sich im gesamten Organismus ausbreitet und in seinen Stoffumsatz ausgiebig eingreift. Und zwar werden *physikalisch-chemische Vorgänge und chemische Reaktionen, die normalerweise sehr langsam verlaufen, katalytisch beschleunigt* (F. HOLTZ).

Die Suche nach anderen Mittlerstoffen wurde durch die Entdeckung der Vitamin-D-Bildung verständlicherweise stark gefördert. So versuchte ROTHMANN, ein Schüler JESIONEKS, die Vorgänge, die zum Absinken von Blutdruck und Blutzucker unter der Bestrahlung führen, pharmakologisch zu klären. Er stellte fest, daß mit ihrem Absinken und mit dem Auftreten einer *Sympathikushypotonie* eine Vorstufe des Adrenalin, die Aminosäure Thyrosin, aus dem Blut verschwindet. Auf diesen Strahlungseffekt führt er die Blutdruck-Blutzuckerverschiebung zurück. Da in vielen Fällen nach Auftreten der Pigmentation bei längerer Bestrahlung Blutdruck und Blutzucker gleichzeitig mit dem Thyrosinspiegel im Blut wieder ansteigen, glaubte er in der Thyrosinbewegung den Mittler dieser Allgemeinwirkung sehen zu dürfen. Er vermutete, daß das Thyrosin selbst eine Rolle als Pigmentvorstufe bei der Pigmententstehung mit Hilfe der BLOCHschen Dopaoxydase spiele.

Wenn auch die ROTHMANNsche Auffassung keine allgemeine Anerkennung finden konnte, so ist sie doch aus zweierlei Gründen von historischem Interesse. Einmal weil noch vor der WINDAUSschen Entdeckung erste Anhaltspunkte für stoffliche Veränderungen im Organismus nach Bestrahlung gewonnen wurden, zum anderen, weil von diesem Autor eine wesentliche Bestrahlungsfolge, die Umstimmung des vegetativen Systems in Form des Auftretens einer Sympathikushypotonie, als typische Erscheinung hervorgehoben wurde.

Den Arbeiten ROTHMANNS schließen sich weitere Erklärungsversuche an, nachdem P. TRENDELENBURG entdeckt hatte, daß das pharmakologisch unwirksame Histidin durch Ultraviolettbestrahlung in einen chemisch aktiven, histaminähnlichen Stoff umgewandelt wird (Nachweis durch P. HOLTZ). Diese Entdeckung benutzte ELLINGER, um aus ihr die *Histamin-Hypothese* der Strahlenwirkung abzuleiten. Indes wurden später Zweifel an ihrer allgemeinen Gültigkeit geäußert, weil die Wandlung des Histidins zum Histamin nur in vitro gelungen ist (ELLINGER, P. HOLTZ), während eine gleichartige Veränderung nicht ausgelöst werden konnte, wenn sich das Histidin im Eiweißverband einer lebendigen Zelle befindet. Nur hohe Strahlendosen, die zur Schädigung der Zellsubstanz führen, sind in der Lage, Zelleiweißkörper zu histaminähnlich wirksamen Substanzen umzuwandeln. Wie die Arbeiten von HAMPERL, HENSCHKE und SCHULZE ergeben haben, handelt es sich hierbei in erster Linie um Zellkernsubstanzen, so der Thymonukleinsäure, aus der bei Zerstörung des Zellkernes eine histaminähnliche Substanz entstehen kann.

Es ist hervorzuheben, daß die Zellzerstörungen in der Regel nur durch Strahlendosen erreicht werden, die unphysiologisch sind und denen sich der Mensch im allgemeinen nicht aussetzt. Die *unphysiologische* Dosis bezieht sich hierbei nicht nur auf die Strahlenintensität, sondern auch auf die Wellenbereiche des UV. So geben die üblichen Starkstrahler nicht nur das Vielfache der natürlichen UV-Menge ab, sondern auch UV-C, das in unserer Biosphäre überhaupt nicht vorkommt und dessen besonders intensive, eiweißschädigende Wirkung heute bekannt ist.

Durch diese Feststellungen wird der Wirklichkeitswert der Histaminhypothese nicht verringert. Denn die Untersuchungen der individuellen Reaktion lassen es ziemlich sicher erscheinen, daß ein mit Histaminentwicklung verbundener Oxydationsprozeß in der Haut wahrscheinlich dann auftritt, wenn ein Erythem ausgelöst wird. Es wurde im einzelnen schon dargelegt, daß viele Menschen besonders strahlenempfindlich sind und ihre Haut schon nach UV-Behandlung in physiologischer Dosierung leicht verbrennt. So trifft bei Menschen vom E-Typ zweifellos die Histaminhypothese zu, während sie bei Menschen des Types E + P nur teilweise, d. h. für den Zeitraum des Erythems, gilt. Dagegen trifft sie sicherlich bei Menschen des P-Types nicht zu (Fehlen des Erythems, d. h. der *Histamineffekte*).

Es wurde schon erörtert, daß mit dem Erythem als Primärphase der Hautreaktion eine Reihe von Allgemeinwirkungen zustande kommen. In ihren

Symptomen ähneln sie denen bei einer Reizkörpertherapie weitgehend, so daß ihr Auftreten ohne Zweifel mit dem Mobilisieren der gefäßaktiven Stoffe zusammenhängt. So sind nicht nur die initialen Erscheinungen in der Hämodynamik, sondern auch die in der Primärphase auftretende Grundumsatzsteigerung sowie die Zunahme des Traubenzucker- und Sauerstoffverbrauches auf diesen *Reizkörpereffekt* zurückzuführen. Die individuellen Unterschiede der Reaktion, ihre Abhängigkeit von der *funktionellen Konstitution* und ihrer vegetativen Dynamik wurden bereits eingehend erörtert.

Die primär anregende Wirkung des Lichtes erzielt außerdem eine Reihe anderer Veränderungen, die als Ausdruck einer allgemeinen Zunahme der hormonalen Leistung gedeutet werden müssen. Auf sie hat ebenfalls schon ROLLIER hingewiesen (Hypophysenhinterlappen). Seine Beobachtungen wurden später mehrfach bestätigt und ergänzt (STURM, HOLLWICH, RADNÓT u. a.). In diesem Zusammenhang müssen auch die Arbeiten von GIERSBERG und seinen Schülern genannt werden, die das Verhalten der Schilddrüsenfunktion bei Bestrahlung mit verschiedenen künstlichen Strahlenquellen und die Abhängigkeit der Reaktion von deren Strahlungseigenschaften ermittelt haben (primäre Anregung der Schilddrüsenfunktion nur bei Bestrahlung mit UV, nicht bei einer solchen mit UV und IR im Verhältnis 1:110).

Die Primärphase findet sich in allen Abstufungen. Sie kann mit einem Erythem einhergehen, aber auch bis zu Verbrennungen dritten Grades ansteigen, wie z. B. bei der *kurativen Entzündung*. In Verbindung mit solchen Verbrennungen während der Primärphase können sich Allgemeinerscheinungen mit schwerstem Krankheitsgefühl zeigen, die an eine allgemeine Eiweißintoxikation erinnern, so Fieber, Appetitverlust, Erbrechen, Kopfschmerz, Schlafstörungen u. a. Bei übermäßiger Empfindlichkeit der vegetativen Dynamik (E-Typ) oder bei übermäßiger Strahlenexposition kann im Anschluß an eine Insolation während der Primärphase sogar eine Enzephalitis auftreten, deren Erscheinungen (tonisch-klonische Krämpfe usw.) schon 24 Stunden nach der Bestrahlung, also stets noch innerhalb der Primärphase, erscheinen. Wie STURM, ebenso wie wir selbst, beobachten konnten, sind auch diese Entwicklungsformen einer übermäßigen Insolation wahrscheinlich auf die Überschwemmung des Organismus mit gefäßaktiven, histaminähnlichen Stoffen zurückzuführen.

Alle in der Primärphase auftretenden Erscheinungen — vom Erythem bis zur Verbrennung III. Grades, von der *kurativen Entzündung* bis zur Enzephalitis (auch ohne Verbrennung III. Grades) — können also auf die aus der Strahlenenergieabsorption hervorgehenden Vorgänge im Absorptionsfeld der Haut zurückgeführt werden. Die hier initial auftretenden Schädigungen der Zellensubstanz wirken sich wie eine Reizkörpertherapie aus, sofern die Zellschädigung in bestimmten Grenzen bleibt. In diesem Falle bewirken die mobilisierten Eiweißkörper die beschriebenen, in der Regel nur 24 Stunden bestehenden Veränderungen im Ablauf der vegetativen Dynamik (wichtigstes Merkmal: Steigerung der Oxydationsprozesse bei Zunahme der sympathikoton-ergotropen Steuerung im Regulationsgefüge).

Alle erörterten Erscheinungen der Primärphase finden daher ihre weitgehende Erklärung durch die Histaminhypothese. Der zur Lupusheilung führende Effekt der *kurativen* Entzündung ebenso aber auch die höhere Leistungsfähigkeit des Körpers innerhalb der Primärphase (LEHMANN und SZAKALL) wurden zum Anlaß bestimmter therapeutischer Folgerungen.

Aus den Erfahrungen mit den *Reizkörpereffekten* der Primärphase ist die Entwicklung des Starkstrahlers zu verstehen, z. B. in Form der BACHschen oder der JESIONEKschen Höhensonne. Wie die Gefährdungen bei jeder Reizkörpertherapie erkennen lassen, dürfen die nur für bestimmte Bedingungen gültigen Vorstellungen nicht verallgemeinert werden. Während bei jeder Starkstrahlerbehandlung mit Komplikationen durch den gesteigerten Eiweißzerfall gerechnet werden muß, bleiben die Gefährdungen bei dem vorsichtigen Vorgehen nach ROLLIER weitgehend ausgeschaltet. Sein Weg ist daher als der physiologische zu bezeichnen. Nicht die Mobilisierung von Histaminsubstanzen ist für die allgemeine Heliotherapie das Wesentliche, sondern die mit der *unterschwelligen* Bestrahlung mögliche Mobilisierung von Effekten, die über den Ort der Lichtabsorption ohne Gefährdung hinaus wirkend in den Stoffumsatz des Organismus eingreifen. Daher darf die FINSEN-Therapie nur unter bestimmten Voraussetzungen angewendet werden. Man kann diese Form der UV-Bestrahlung eigentlich nicht mehr zur Heliotherapie rechnen, sondern muß sie unter dem Blickpunkt der Röntgentherapie anwenden.

Aus dieser Sachlage werden die zwei grundsätzlich verschiedenen Therapieformen verständlich. Sie müssen unterschieden und ihre Anwendungsbereiche klar getrennt werden. Während in der FINSEN-Therapie stets mit möglichst isoliert verabreichten hohen UV-Intensitäten behandelt werden muß, ist es im Vorgehen nach ROLLIER erforderlich, „*allen Strahlen, aus denen das weiße Licht so wie es die Natur bietet, zu benutzen, da sie als unentbehrlich für die Harmonie der Wirkung*“ anzusehen sind. Beiden Therapieformen liegt eben ein grundsätzlich verschiedenes pharmakologisches Wirkungsziel zugrunde. Das eine durch die FINSEN-Therapie verwirklichte hat seinen Ausdruck in der *Histaminhypothese* gefunden. Sie kennzeichnet die Tatsache, daß der Heileffekt über die Bildung gefäßaktiver Substanzen herbeigeführt wird.

Entsprechend der anderen Zielsetzung konnte ROLLIER nicht in dem mit Zerstörung von Körperzellen verbundenen Erythem den für die Heilung entscheidenden Effekt sehen, sondern in jenen Vorgängen, die mit dem Auftreten des Hautpigmentes verbunden sind. Er weist mehrfach darauf hin, daß die Heilung der tuberkulösen Knochenerkrankung beim Menschen, der nicht pigmentiert, nur sehr langsam oder auch garnicht möglich ist. Bei ihm ist weder eine bessere Kälte- und Hitzeempfindlichkeit herbeizuführen, noch sind offenbar die antiinfektiösen Eigenschaften des Organismus zu steigern oder Stoffwechselumstellungen in der Haut zu erreichen, so z. B. psoriatische Effloreszenzen zu beseitigen. ROLLIER betont daher immer wieder auf Grund seiner klinischen Beobachtungen, daß sich der Heileffekt in der Regel im Zeitpunkt der Hautpigmentation einstellt. Er wurde in dieser Ansicht durch die experimentellen Arbeiten VILTERS schon in den ersten Jahren seiner therapeutischen Versuche gestützt, denen sich später weitere Ergebnisse auf pharmakologischem Gebiet anschlossen. An dieser Stelle sind einmal die älteren Veröffentlichungen von A. Rosselet sowie die späteren von Tonutti über die Beeinflussung des Askorbinsäurespiegels nach UV-Bestrahlung zu nennen.

Nach Rolliers Beobachtungen wird der Einfluß auf den Heilprozeß durch zwei Umstände gekennzeichnet. Die Wendung zur Heilung zeigt sich in dem Zeitpunkt, in dem meßbar der Sympathikuseinfluß in der vegetativen Dynamik abnimmt. Entgegen der Ansicht Rothmanns fällt dieser Zeitpunkt mit dem Augenblick der ersten Pigmentation zusammen. Die schon beschriebenen Veränderungen, der Blutdruckabfall, die Pulsverlangsamung, die Zunahme der Atemgröße sowie die Senkung des Blutzuckerspiegels setzen ebenfalls zu diesem Zeitpunkt ein. Daß das Ausmaß und die Geschwindigkeit im Auftreten des Heilprozesses individuell verschieden ist, wie Rollier immer wieder betont, hängt von der Pigmentierungsfähigkeit ab. Diese ergibt sich aber aus den von uns festgestellten Zusammenhängen zwischen vegetativer Dynamik und Stoffumsatz. Der zweite kennzeichnende Umstand äußert sich im Verhalten des Hypophysenhinterlappens. Mit dem Auftreten der Pigmentation zeigt er eine vermehrte Aktivität. Sie wird von Rollier als Ursache der verstärkten Zelltätigkeit und Pigmentbildung angesehen. Sie bewirkt außerdem die Zunahme der phagozytären Aktivität, der immunbiologischen Leistung sowie der Steigerung der oxydativfermentativen Prozesse im bestrahlten Organismus.

Zu gleichartigen Schlüssen wird man veranlaßt, wenn man die Bestrahlungseffekte auf der Grundlage der von Wels entwickelten Sulfhydrilhypothese betrachtet. Dieser Autor ging davon aus, daß das Sonnenlicht in der Lage ist, Reduktionsvorgänge im Organismus zu verstärken und zu beschleunigen. Er führt diese Fähigkeit auf die *Sulfhydrilkörper* zurück, das sind schwefelhaltige Eiweißkörper wie Glutathion, Zystein, die in mächtigen Lagern in der Haut liegen und die durch Belichtung, und zwar nicht allein durch die mit Ultraviolett, aktiviert werden. Bekanntlich spielen diese Substanzen für die Leistung des Redox-Systems eine wichtige Rolle. Von ihr, d. h. vom *Redox-Milieu* im vegetativen System, hängt es ab, mit welcher Intensität der oxydative Stoffwechsel abläuft und wie schnell er durch Einleiten von Reduktionsvorgängen gehemmt werden kann. Vom Ausmaß der Redoxleistung wird also die an die oxydativen Prozesse gekoppelte Leistungskraft sowie aber auch die Erholungsfähigkeit des Organismus bestimmt.

Die in der Haut liegenden Sulfhydrilsubstanzen sind hierbei der wichtigste *Wasserstoffdonator* für die Reduktionsvorgänge. Von ihrem Vorhandensein, ihrer *Mächtigkeit* wird die Reduktionsfähigkeit entscheidend bestimmt. Wie Wels zeigen konnte, setzt die von der Haut absorbierte Strahlenenergie die Wasserstoffvalenzen der Sulfhydrillager in Freiheit, so daß nach Bestrahlung dem Regulationsgefüge mehr Wasserstoffvalenzen zur Verfügung stehen als ohne Bestrahlung. Auf diesem Vorgang beruht möglicherweise die schnellere Erholung des bestrahlten Organismus und seine größere Leistungsfähigkeit. Der oxydative Stoffwechsel erreicht nicht die überhöhten Leistungsspitzen, wie das im Zustand der *dissimilatorischen Oxydation* (während der Regulationsstufe III nach GROTE-KUNZE) der Fall ist. Das Reservoir an freien Wasserstoffvalenzen im bestrahlten Organismus erlaubt bei jedem Auftreten von Oxydationsprozessen (bei Anstrengung), die Reduktion der im oxydativen Stoffumsatz befindlichen Substanzen einzuleiten. Die Erhöhung des sogenannten Redoxpotentials wäre also eine weitere Erklärung der Zunahme der Leistungs- und Erholungsfähigkeit nach Bestrahlung. Sie fügt sich harmonisch in die schon erläuterten Vorstellungen über die Umstimmung vom sympathikoton-ergotrop zum vagoton-histotrop gesteuerten Regulationsgefüge ein.

WELS nimmt weiterhin an, daß in der Pigmentation ein Parallelvorgang der Sulfhydrilkörperaktivierung gesehen werden kann. Die Oxydation des farblosen Dioxyphenylalanins (Dopa) zum Pigment kann nur dann erfolgen, wenn die Sulfhydrilsubstanz zur Abgabe ihrer Wasserstoffvalenzen veranlaßt wurde oder wenn diese ständig verfügbar sind. Das nur unter den schon mehrfach erörterten Umständen auftretende Lichterythem als Ausdruck einer übermäßig sympathikoton-ergotropen Leistung kommt bei Vorhandensein eines Wasserstoffreservoirs nicht zustande. Die als Schädigungseffekt zu beurteilende dissimilatorische Oxydation im Bereich der Strahlenenergie absorbierenden Zellsubstanz bleibt aus. Die gedrosselte Oxydation, bei der nicht mehr die gesamte oxydationsfähige Substanz verbrannt wird (assimilatorische Oxydation) ermöglicht die Bildung von Stoff- und Energiereserven im örtlichen Stoffwechsel und ihre Einlagerung in die Zellsubstanz. Diese *unvollkommene*, assimilatorische Oxydation, die durch das Eingreifen der verfügbaren Wasserstoffvalenzen möglich wird, verhindert die *vollkommene* Verbrennung der Zellsubstanz. Wahrscheinlich gehört auch das Dioxyphenylalanin zu dieser Zellsubstanz, die nun in dem jetzt gedämpft ablaufenden Oxydationsprozeß nicht mehr vollkommen verbrannt wird. Darin ist der Grund zu sehen, daß sie nicht verschwindet, sondern von der farblosen Vorstufe zum Pigment oxydiert wird. Die *vollkommene*, dissimilatorische Oxydation kann nur dann in Erscheinung treten, wenn nicht genügend Sulfhydrilsubstanz bzw. nicht genügend Wasserstoffvalenzen zur Verfügung stehen oder eine übermäßige UV-Dosis zu einer überstürzenden Oxydation führt. Das Erythem kennzeichnet daher entweder einen Mangel an verfügbaren Wasserstoffvalenzen oder eine übermäßige UV-Dosis, die zur *Verbrennung*, d. h. zur *dissimilatorischen Oxydation* führt, in die alle in der Haut vorhandenen Stoffe, also auch die Pigmentvorstufen, einbezogen werden.

Auf Grund dieser Zusammenhänge kann man mit WELS annehmen, daß die Pigmentation als der sichtbare Begleitvorgang der unsichtbaren Freisetzung von Reduktionsmaterial (= Wasserstoffvalenzen) zu betrachten ist. Das Ausmaß der Pigmentbildung gibt daher in gewissem Umfange Kenntnis über die Größe des im Regulationsgefüge vorhandenen Reduktionspotentials. Je höher dieses ist, um so weniger vollkommen ist der uv-bedingte Oxydationsprozeß und um so mehr kann die vorhandene Pigmentvorstufe in einem *assimilatorischen* Oxydationsprozeß zum Pigment umgewandelt werden.

Die Bräunungsfähigkeit ist gleichzeitig ein Maßstab für die Erholungskraft eines Organismus. Dieser Schluß wird vollkommen durch die Beobachtung bestätigt, daß Menschen mit stärkerer Bräunungsfähigkeit infolge ihrer betont vagoton-histotropen Dynamik sich nach Beanspruchung schneller erholen, aber auch während einer solchen nicht jenen Kraftaufwand entfalten müssen, wie vergleichsweise der Mensch mit Überwiegen der sympathikoton-ergotropen Dynamik. Es sei hinzugefügt, daß es hierbei gleichgültig ist, ob es sich um körperliche oder geistig-seelische Beanspruchungen (Aufregung, Ärger usw.) handelt. Daher kann man in Anlehnung an die ROLLIERschen Erfahrungen sagen, daß die Fähigkeit zur Bräunung zugleich als relatives Maß für die Größe der Erholungsfähigkeit eines Menschen zu bewerten ist. Der Mensch, der unter Bestrahlung nur rötet (Typ E) ist daher stets weniger schnell zur Erholung bereit (und zur Schonhaltung) wie der pigmentierende (Typ P). Das bestätigt sich nicht nur durch die regulationsdiagnostischen Befunde, indem die regulatorische Anpassung an eine Beanspruchung beim stärker pigmentierten Menschen unter schonenderen Bedingungen erfolgt als die beim Menschen, der bei Bestrahlung stärker rötet, sondern auch durch allgemeine Erfahrung. Der *dünnhäutige*, schneller zur Erythementwicklung neigende Mensch ermüdet bei einzelnen Belastungen schnell und verbraucht sich während seines Lebensablaufes rascher als der Mensch mit kräftiger, zur Pigmentation neigender Haut (KUNZE, Hämodynamische Regulationsdiagnostik, Walter de Gruyter & Co., Berlin).

Die Betrachtung der Strahleneffekte ergibt also, daß die lichtbedingten Oxydationsvorgänge nicht nur histaminähnliche Substanzen hervorbringen müssen, sondern eine vielseitige Wirkung haben können, wenn der Oxydationsprozeß gedämpfter verläuft. Es werden dann zugleich auch Wasserstoffvalenzen freigemacht, die nun ihrerseits die Fähigkeit zu Reduktionsprozessen und damit zur Erholung im Organismus erhöhen. Der Zunahme des Redox-Potentials ist es wohl auch zu verdanken, daß mit der gesteigert und beschleunigt ablaufenden Oxydation einerseits das subjektive Gefühl gesteigerter Leistungsfähigkeit (Euphorie) zunimmt, gleichzeitig aber auch auf der anderen Seite durch die intensivere Reduktionskraft die Erholfähigkeit wächst. Sie ermöglicht die höhere Leistung bzw. schafft für sie die Voraussetzungen.

Die Sulfhydhydrilhypothese besitzt also ebensolchen Wirklichkeitswert wie die Histaminhypothese, wenn man die Bestrahlungseffekte vom Standpunkt der Regulationsdiagnostik betrachtet. Die Erholung des Organismus geht stets mit einer vorübergehenden Umstimmung zur gesteigert vagotonen Steuerung der vegetativen Dynamik einher. Sie tritt bei geordneter Regulation im Zustand der Körperruhe stets in den Vordergrund. Menschen, bei denen die vagoton-histotropen Steuerungseinflüsse ausgeprägt sind, zeigen bei Belastung regelmäßig eine schnelle Erholung. Die unter der Beanspruchung auftretende Zunahme sympathikotoner Einflüsse wird durch die vagotone Ausgangslage in ihrer Entfaltung gehemmt und schneller unwirksam, je einseitiger die vagotone Steuerung gefunden wird. Bei Menschen dieser Regulationsform tritt stets die Bräunung unter Bestrahlung schnell und stark hervor. Sie ist daher auch Kennzeichen der Erholfähigkeit und der Schonhaltung der vegetativen Dynamik. Gegenüber diesem Verhalten sind die Menschen mit Überwiegen der sympathikoton-ergotropen Steuerung nur dann stärker pigmentierungsfähig, wenn sie ausreichend Körperruhe haben oder sich im Dauerzustand des Bewegungsmangels befinden (somatisch, aber auch psychisch). Bei vermehrter Aktivierung der sympathikoton- ergotropen Einflüsse tritt bei ihnen die Rötungsneigung bis zum einseitigen Erythemeffekt wieder in den Vordergrund, vorausgesetzt, daß die Aktivierung einer starken Leistung noch möglich ist (sichtbar in der hohen systolischen Leistungsspitze bei Belastung des animalischen Systems).

In diesem Zusammenhang weisen wir darauf hin, daß die auf den Lichtreiz erfolgende Hautreaktion geradezu als Test für die Fähigkeit zum Aktivieren der sympathiko- oder vagotonen Steuerung betrachtet werden kann. Das Erythem ist stets als relatives Maß des sympathikoton-ergotropen, die Pigmentation als das des vagoton-histotropen Steuerungsanteils zu beurteilen (auch schon anamnestisch klärbar).

Die Beziehungen von Oxydation und Reduktion zueinander sowie zu den anderen Betriebsstücken gehen aus der Abbildung 1 hervor. Stets bewirkt eine langdauernd durchgeführte Sonnenlicht- oder kombinierte UV-IR-Behandlung eine Vagotonisierung und mit ihr die Anreicherung der Wasserstoffvalenzen im Organismus. Auf diesem Wege ist es möglich, alle noch reversiblen Oxydationsprodukte beschleunigt zu reduzieren und ständig neue Energiereserven entstehen zu lassen. Daraus versteht sich, daß der bestrahlte Organismus nicht nur mit der vorhandenen Substanz ökonomischer umgeht, sondern eine größere Energiereserve zu bilden vermag. Auf eine solche Wirkung der Bestrahlung hat Kollath schon früher hingewiesen. Die Energiereserven entstehen also nicht nur aus der histotropen Stofftransport- und Stoffwechselsituation, sondern aus der zunehmenden Fähigkeit des bestrahlten Organismus, die vorhandene Substanz durch verstärkte Reduktionsfähigkeit öfter zu nutzen (Zunahme der Utilisationsfähigkeit). In diesem Zusammenhang bedeutet erhöhte Reduktionskraft eine mit der Strahlenenergieabsorption parallel laufende Anhäufung von Energiereserven über die stetige Steigerung des Redoxpotentials.

Es ist erklärlich, daß auch diese Bildung von Energiereserven individuell verschieden ist und von der Eigenart der vegetativen Dynamik abhängt. Es muß in diesem Zusammenhang darauf hingewiesen werden, daß unter bestimmten Umständen auch hier infolge eines Behandlungsübermaßes Störungen oder Schädigungen hervorgerufen werden können, so wenn z. B. die absorbierte Strahlenenergie die vegetative Dynamik in ein allzu einseitiges Funktionsverhalten versetzt. Diese Möglichkeit wurde schon früher erörtert (Abb. 5). Sie ist immer gegeben, wenn bei einem Mangel an Bewegungsreizen (Wind, Wasser) oder einem an körperlicher und geistiger Aktivität (passive Haltung) unter dem allmählich mehr und mehr dominierenden UV-Einfluß eine übermäßige Vagotonisierung zustande kommt. Wie im Abschnitt (4) beschrieben, führt die Umstimmung dann zu einer vollkommen einseitig gerichteten, sich in *introvertierendem* Ablauf vollziehenden Hämodynamik. Symptome eines derartigen Bestrahlungseffektes sind die schon erörterten objektiven Merkmale (maximale Abnahme der Puls- und Atemfrequenz sowie übermäßiges Absinken der Blutdruckamplitude und des Hämoglobin- und Blutzuckerspiegels), außerdem die subjektiven Erscheinungen, die aus der Minderung der Durchblutungsaktivität in den Organen der Körperschale (des animalischen Systems) entstehen. Solche sind, gewissermaßen noch im prämorbiden Bereich, eine zunehmende Kälteempfindlichkeit, eine schnellere Ermüdbarkeit (fühlbar in der sinkenden Akkordleistung), ein gesteigertes (dauerndes) Schlafbedürfnis, eine allgemeine muskuläre Schwäche, ferner auch Nachlassen der Konzentrationsfähigkeit, Auftreten einer Merkschwäche, Schwinden des psychischen Schwunges, Auftreten melancholischer Schwächezustände usw.

Die Ausbildung eines übermäßig *steilen* introvertierenden Strömungsgefälles innerhalb der vegetativen Dynamik läßt oft neben die Schwächesymptome der animalischen Leistung (Schonungsschäden) solche der Überlastung im Bereich der inneren Organe, d. s. die Organe des Vegetationsraumes, treten. Sie können sich z. B. in einer Aktivierung der Schilddrüsentätigkeit (Gefährdung des Basedowkranken durch Sonnenbestrahlung), der Leberfunktion (Auftreten eines Ikterus), in einem verstärkten Zerfall von roten Blutkörperchen (Ausbildung einer relativen Anämie) sowie im Auftreten einer vorzeitigen und übermäßigen Menstruationsblutung äußern. Ebenso findet diese übermäßige Umstimmung in der Aktivierung einer Lungentuberkulose, im Auftreten einer Pleuritis, einer Darmtuberkulose sowie in dem von Magen- und Zwölffingerdarmgeschwüren ihren Ausdruck.

Es handelt sich im ganzen um Erscheinungen, die unter diesen Umständen geschwächt auch noch bei über längere Zeiträume fortgesetzten UV-Bestrahlungen auftreten können, wenn durch diese eine *Durchblutungspassivität* im animalischen System erzeugt wird. Daraus versteht sich, daß solche Zustände selten bei Menschen des E-Typs beobachtet werden. Sie treten auch relativ selten bei Menschen des E- und P-Typs auf. Bei ihnen finden sie sich nur, wenn lange Zeit bei gleichzeitigem Bestehen eines Bewegungsmangels bestrahlt und die Entwicklung zum P-Typ herbeigeführt worden ist. Schäden zeigen sich fast nur bei Menschen vom Typ P und auch bei denen vom Typ O (Hyperkeratose). Auch hier stellen sie sich, das muß betont werden, im allgemeinen nur unter den genannten Voraussetzungen ein.

6. Synthese der Histamin- und der Sulfhydriltheorie auf der Grundlage regulationsdiagnostischer Betrachtung

Die klinisch erkennbaren Vorgänge des Regulationsverhaltens nach Bestrahlung erhalten also durch die Theorien von TRENDELENBURG-ELLINGER und von WELS eine pharmakologische Erklärung. Beide Auffassungen dürfen nicht mehr getrennt betrachtet werden. Sie sind gleichberechtigt und bringen die in der Hautreaktion zum Ausdruck kommenden Effekte dem Verständnis nahe. Auf Grund eigener Beobachtungen sind wir der Ansicht, daß jede Theorie für sich gesehen die Erscheinungen einer Reaktionsphase der Haut oder einer im Zeitpunkt bestehenden Regulationsform der vegetativen Dynamik widerspiegelt.

Das mit der Vagotonisierung auftretende Überwiegen der Reduktionsvorgänge im Organismus kennzeichnet den in der Organsubstanz des animalischen Systems ablaufenden Vorgang der Erholung als Folge der Wechselwirkung zwischen Oxydation (= Dehydrierung = Zunahme der *Submikronen* = Vergröberung der Eiweißgerüststruktur) und Reduktion (= Hydratation = Verringerung der *Submikronen* = Verfeinerung der Eiweißgerüststruktur) (Schema des Regulationsgefüges Abb. 1). Der dauernde Wechsel zwischen beiden Zuständen, kennzeichnend für die Redoxleistung der vegetativen Dynamik, kann als Voraussetzung für den geordneten Ablauf von Leistungsaufwand und Erholungsfähigkeit im Menschen angesehen werden. Der Wechsel äußert sich in der phasengebundenen Reaktion nach Bestrahlung. Die I. Phase des Bestrahlungseffektes geht mit einer Zunahme der sympathikotonen Einflüsse im Regulationsgefüge einher (Auftreten des Erythems). An sie ist die Steigerung aller Oxydationsvorgänge im Organismus gekoppelt, verbunden mit einer Zunahme des Sauerstoff- und Zuckerverbrauches, wie LEHMANN, aber auch GREMELS in anderem Zusammenhange, nachweisen konnten. Die Steigerung oxydativer Prozesse leitet gleichzeitig die II. Phase ein, indem die aus der Dehydrierung hervorgehenden Wasserstoffvalenzen den Erholvorgang sicherstellen. Im Augenblick, in dem Wasserstoffvalenzen zu überwiegen beginnen, wird gewissermaßen die Leistungsspitze der Oxydationsprozesse (dissimilatorische Oxydationsphase) abgeschnitten. Die Oxydationsvorgänge verlaufen nur noch gedämpft (assimilatorische Oxydationsphase). Folge dieses Umstimmungseffektes ist die Minderung des Zucker- und des Sauerstoffverbrauches (Senkung des Grundumsatzes) und mit ihr die Ökonomisierung des Stoffumsatzes bei Beanspruchung.

Wie die Beobachtung der individuellen Unterschiede im Auftreten der Umstimmung erkennen läßt, werden Ausmaß und Geschwindigkeit der Umstimmung von der *Anzahl* der im Organismus verfügbaren *Wasserstoffdonatoren* bzw. von der Größe des Redoxpotentials bestimmt. WELS hat zuerst erkannt, daß ihr *mächtigstes* Reservoir die in der Keimschicht der Haut gelegenen und zum Redoxsystem gehörigen Sulfhydrilsubstanzen sind (Zystein, Glutathion usw.). Sie sind eines der wichtigsten Glieder des Redoxsystems, das unter natürlichen Lebensbedingungen (Bewegung des Körpers im Freien — Entwicklung des *Lichtkleides*) mit dem Tageslicht in Wechselwirkung tritt. Seine wichtigste Funktion ist wahrscheinlich eben seine enge Beziehung zum Umwelteinfluß (Feldkraft), z. B. Tageslicht (Strahlenenergie). Das Zusammenwirken beider Komponenten ermöglicht wahrscheinlich überhaupt erst die Energieeffekte (Dämpfung der Durchblutungs- und Stoffwechselaktivität, Entfaltung *lichtkatalytischer* Vorgänge).

Die während der Sekundärreaktion immer mehr in den Vordergrund tretende Aktivierung der Sulfhydrilsubstanzen schließt sich den Vorgängen an, die in der Primärphase durch den Lichtreiz ausgelöst worden sind. Die Untersuchungen von ELLINGER, ferner die von HAMPERL, SCHULZE und HENSCHKE haben geklärt, daß die Primärphase und die mit ihr auftretende Hautrötung als Folge der aus der Zellzerstörung hervorgehenden Mobilisierung histaminähnlicher Substanzen entsteht. Die Zellzerstörungseffekte sind um so ausgeprägter, je höher die Strahlendosis und je größer die konstitutionelle Strahlenempfindlichkeit des Behandelten ist. Als weiterer Faktor ist die individuelle Bewegungsgröße (z. B. während der Tagesarbeit) zu nennen. Je größer die somatische oder die psychische Aktivität ist, um so höher ist zumeist die Strahlenempfänglichkeit.

Die II. Phase zeigt sich um so schneller, je schwächer die I. ausgebildet wird (unterschwellige Bestrahlung). Umgekehrt tritt die II. Phase um so langsamer und geringer hervor, je ausgeprägter die I. ist (Bestrahlung mit Ziel der *kurativen Entzündung*). Daraus erklärt sich, daß die Fernwirkung (Allgemeinwirkung, wie ROLLIER auf Grund klinischer Beobachtung erkannt hat) tatsächlich nur bei allmählich gesteigerter Dosierung bzw. bei unterschwelliger Bestrahlung zustande kommt. Hierdurch wird über die gedämpfte Lichtreaktion der lichtkatalytische Prozeß ermöglicht, aus dessen Stoffumsetzungen durch assimilatorische Oxydation die Ferneffekte (Vitamin D, C, Substanzen für die Infektabwehr u. a.) hervorgehen. Bei Auslösen der kurativen Entzündung steht dagegen die örtliche Wirkung im Vordergrund. In dem maximal aktivierten dissimilatorischen Oxydationsprozeß werden sämtliche in der Haut vorhandenen Substanzen, wahrscheinlich auch die Sulfhydrilkörper, einbezogen. Sie werden so ausgiebig und schnell verbrannt, daß die über die gleichzeitige Dehydrierung freigewordenen Wasserstoffvalenzen keinen Einfluß entfalten können (möglicherweise auch in der *dermatitischen* Reaktion aufgehen). Aus diesem zeigt sich also ebenso wie aus der hämodynamischen Analyse, daß die Histamintheorie den Abschnitt der *entzündlichen Primärphase* erklärend, ebenso Geltung besitzt wie die Sulfhydrilthese, die zur Erklärung der regenerativen Sekundärphase geeignet ist. Die Synthese beider Theorien kann ohne Schwierigkeiten aus der regulationsdiagnostischen Betrachtung abgeleitet werden. Die Primärphase deckt sich mit der initialen Steigerung des ergotrop-sympathikotonen Einflusses und der Zunahme der extrovertierenden Dynamik im Regulationsgefüge, während die Sekundärphase, Ausdruck der *Gegenregulation*, die konsekutive Steigerung der histotrop-vagotonen Leistung bei Ansteigen der introvertierenden Dynamik kennzeichnet.

Aus diesen Zusammenhängen wird außerdem die Auffassung begründet, daß die Hautreaktion ein Abbild der Leistungen des Redoxsystems ist. Bei Menschen, die auf den UV-Reiz mit einer Pigmentation antworten, darf man einen Überschuß von Wasserstoffvalenzen annehmen. Die vom Lichtreiz gegebene Anregung im Zellstoffwechsel der Keimschicht kann augenblicklich abgefangen werden. Der bis zur Zellschädigung gehende Oxydationsprozeß bleibt ausgeschaltet. Wenn dagegen nicht genügend oder keine Wasserstoffvalenzen verfügbar sind, so muß es zur ungehemmten Anregung des Stoffumsatzes kommen und mit ihr zur Erythementwicklung. Der Lichtreiz wirkt sich seiner Intensität entsprechend in vollem Umfange aus und entwickelt schnell das Maximum der dissimilatorischen Oxydation, dessen Charakteristikum die Veränderung des Zelleiweißes im Sinne einer Schädigung ist (Zunahme der *Submikronen*, Zerfall und örtliches Abstoßen der Zellsubstanz.)

Bei der Mehrzahl der Menschen folgt der primären, allerdings im individuell verschiedenen Zeitabstand, die sekundäre Phase (E- + P-Typ). Man kann hier von einer ausgeglichenen Hautreaktion sprechen. Die Fähigkeit, das eutonische Gleichgewicht im Regulationsgefüge zu erhalten, ist bei dieser Menschengruppe groß, offensichtlich, weil es möglich ist, jederzeit auch das Gleichgewicht im Redoxsystem bzw. zwischen Oxydation und Reduktion herzustellen. Hierbei gibt die Geschwindigkeit und Intensität der im Rötungsprozeß folgenden Pigmentierung Aufschluß über das Ausmaß des vorhandenen *Reduktionspotentials*, d. i. die *Mächtigkeit* der Sulfhydrillager in der Haut.

Bei Menschen des Typs O liegt, wie schon beschrieben, eine Hautverdickung vor, gewöhnlich in Verbindung mit vermehrter Talgproduktion. Diesem Verhalten der Haut entspricht regelmäßig ein Überwiegen des vagoton-histotropen Steuerungseinflusses im Organismus. Bestrahlung mit Sonnenlicht oder mit UV führt zu einer schwachen und flüchtigen Hautreaktion, und zwar stets erst nach langdauernder und kräftig dosierter Lichteinwirkung. In diesem Falle verhütet die Hyperkeratose die schnelle Anregung der Oxydationsprozesse und die Beeinflussung der Sulfhydrilsubstanz. Die Ausbildung einer größeren Abwehrkraft gegen Infekte, die Beseitigung des ständig geäußerten Gefühls rascher Ermüdbarkeit, des großen Schlafbedürfnisses usw. werden in diesem Falle nur langsam durch den Lichtreiz herbeigeführt. Die verzögerte Reaktion erklärt sich aus der geringeren Ansprechbarkeit des Hautorgans infolge der Hyperkeratose.

Aus all dem wird, ebenso wie schon bei Erörterung des Umstimmungseffektes im Kreislauf, verständlich, wie notwendig eine regelmäßige Wechselwirkung zwischen dem Licht unserer Biosphäre und dem Körper ist. Nur dann kann die schon von ROLLIER hervorgehobene Abwehrkraft und Erholfähigkeit über die ständige Beanspruchung des Redoxsystems bzw. der Sulfhydrilsubstanzen und das die Abwehr- und Erholfähigkeit des Menschen kennzeichnende *Lichtkleid*, d. h. eine gut rotbraun gefärbte Haut, als sichtbares Kennzeichen der Eutonie im Regulationsgefüge geschaffen und erhalten werden.

7. Leistungsfähigkeit und Leistungsgefühl nach Bestrahlung

LINDHARD und HASSELBALCH haben schon früher beschrieben, daß im Menschen durch Sonnenlicht und auch nach künstlicher Bestrahlung das Gefühl einer erhöhten Leistungsfähigkeit in Verbindung mit einer Euphorie (bzw. mit hypomanischem Verhalten) ausgelöst wird.

LEHMANN und SZAKALL, später auch LEHMANN und RAJEWSKY haben auf Grund ihrer Untersuchungen angenommen, daß die Zunahme der Leistungsfähigkeit nur auftritt, wenn die Rötungseffekte (das Erythem) entstehen. Unterschwellige Bestrahlung würde sie nicht steigern. Wie aus unseren Erörterungen ersichtlich, kann auf Grund der regulationsdiagnostischen Betrachtung dieser Ansicht nicht vollkommen zugestimmt werden. Man muß, der Wirklichkeit entsprechend, zunächst das subjektive Gefühl eines erhöhten Leistungsempfindens klar von dem objektiven einer wirklichen Zunahme der Leistungskraft unterscheiden. Die Zunahme des subjektiven Leistungsgefühls entspricht der nach Bestrahlung (oder auch der bei Sonnenwetter) auftretenden Erscheinung einer Euphorie. Dieser braucht jedoch noch keine echte Zunahme der Leistungsfähigkeit zugrunde zu liegen. Eine Euphorie wird durch die wachsende Durchblutungaktivität innerhalb der Phase I stets erzeugt, wenn auch individuell verschieden. Sie ist die Folge des steileren extrovertierenden Strömungsgefälles. Mit ihm und dem Überwiegen des ergotrop-sympathikotonen Einflusses im Regulationsgefüge wird nicht nur eine besondere Muskel- und Hautdurchblutung geschaffen, sondern Durchblutungsaktivität und Oxydationsleistung nehmen auch in den übrigen Organen der animalischen Leistung, dem Zentralnervensystem, besonders im Gehirn und den Sinnenorganen, zu. Aus dem erhöhten Leistungsgefühl bei Euphorie kann zwar vorübergehend eine höhere Leistung entstehen, wie sie z. B. KLEIN an Hand psychologischer Testmethoden nachgewiesen hat. Jedoch ein echter Zuwachs von Leistungskraft muß sich daraus noch nicht ergeben. Dieser benötigt weitere Voraussetzungen, so das Vorhandensein einer kräftigen Muskulatur, in der die Durchblutungsaktivität erzeugt wird und verwirklicht werden kann. Fehlt diese, so muß auch der wirkliche, d. h. der nicht von *Euphorie* und *gutem* Willen beeinflußte Zuwachs an Leistungskraft ausbleiben. Ein echter Zuwachs ergibt sich nur bei Gebrauch der kombinierten Behandlung: muskuläres Training in Verbindung mit dosierter Sonnenbestrahlung (Erfahrungen von GERSCHLER und KUNZE). Letztere steigert hierbei im erörterten Sinne die Erholfähigkeit nach Beanspruchung.

Die Zunahme der Leistungsempfindung ist daher sicher nicht an die Phase I gebunden. Im Gegenteil, das gesteigerte, subjektive Leistungsgefühl kann sogar mit Auftreten der Phase II, d. i. die Pigmentation, zurücktreten. Trotz Verschwindens der Euphorie wächst die Leistungskraft im Verlaufe der Bestrahlungskur, besonders wenn diese mit anderen *regulationsgerecht* verordneten Maßnahmen gekoppelt ist, weitgehend dem Erfolg eines sportlichen Trainings in der freien Natur entsprechend. Die höhere Leistungsfähigkeit entwickelt sich hierbei nicht auf dem Boden der Phase I, sondern auf dem der an die Phase II gebundenen Vorgänge einer Aktivierung des Redoxpotentials und der besseren Ökonomie im Regulationsgefüge. Diese auch klinisch erkennbaren Feststellungen erkären sich aus den im vorigen Abschnitt gegebenen Erörterungen, nach denen die Erholfähigkeit des Organismus um so größer ist, je mehr Wasserstoffvalenzen zur Verfügung gestellt werden können.

Aus dieser Sachlage versteht sich, daß

1. die Leistungsfähigkeit beim E-Typ kaum gesteigert werden kann, so lange keine Pigmentation ausgelöst wird. Solange ein Mensch dieses Typs vom regulationsdiagnostischen Standpunkt als *eutonisch* bezeichnet werden kann, entsteht durch die Bestrahlung das Gefühl erhöhter Anregung und die erwähnte Euphorie, aber nicht eine wirkliche Zunahme der Leistungskraft. Die Steigerung der Leistungsfähigkeit ist nur scheinbar und äußert sich in der Zunahme der mit dem hypomanischen Erscheinungsbild auftretenden Symptome. Diese schlagen sehr oft in die Symptome der

gesteigerten nervösen Reizbarkeit (dystonische Reizphase) mit Kopfschmerz, Schwindel, Herzbeschwerden usw. um, als Ausdruck der *reizbaren Erschöpfung.*

2. Die Zunahme der Leistungsfähigkeit stellt sich beim reinen P-Typ — ohne vorausgehende Steigerung des subjektiven Leistungsgefühls nur dann ein, wenn das Übermaß an Erholfähigkeit (an Schonhaltung) unterbrochen wird, z. B. durch andere Bewegungsreize (Wasser, Bewegung, Wind). Fehlen diese, so bewirkt die Bestrahlung primär das Gefühl der Müdigkeit und steigert das Schlafbedürfnis (Verhalten wie in Abb. 5). Dagegen wächst die Leistungsfähigkeit, wenn mit der Bestrahlung das Bewegungstraining verbunden wird, das gewissermaßen ein Übermaß an *Sympathikushypotonie* verhindert oder vorübergehend beseitigt. Das Bewegungstraining sorgt dafür, daß bei dem einseitigen Vaguseinfluß tagsüber eine ausreichende Durchblutungsaktivität im animalischen System entsteht.

3. Leistungsgefühl und Zunahme der echten Leistungsfähigkeit bestehen beim Menschen des E- + P-Typs nebeneinander und gehen kontinuierlich ineinander über. Die Euphorie besteht aber auch hier nur innerhalb der Phase I, während die wirkliche Zunahme der Leistungsfähigkeit allmählich aus der Umstimmung zum Überwiegen der vagotonischen Einflüsse hervorgeht. Jedoch wird die Umstimmung bei der Eigenart des Regulationsgefüges (meso-leptosome und meso-eurysome Konstitution) selten solche Ausmaße annehmen wie beim Menschen des P-Typs. Das mit der Konstitution verbundene Bewegungsbedürfnis der Menschen des E- + P-Types ist stets so groß, daß in der Regel die Bewegungsantriebe ausreichen, um den Umstimmungseffekt nicht bis zu einem Maximum ansteigen zu lassen. Der Pigmentationseffekt kann allerdings dann dem Maximum, d. i. dem P-Typ ähnlichen Verhalten, genähert werden, wenn im Tagesablauf mit protrahierter UV-Bestrahlung (z. B. mit sog. Starkstrahlern) der schon beschriebene Mangel an psychischen wie somatischen Bewegungsreizen zusammenwirkt (Fabrikarbeit).

Diese Feststellungen geben wieder, daß die durch Bestrahlung hervorgerufene Ökonomisierung der vegetativen Dynamik auf der Zunahme der Leistungsamplitude zwischen Oxydation und Reduktion beruht. Das ist nur möglich, wenn neben die Fähigkeit zur Hautrötung die der Pigmentation tritt, während die Leistung des Regulationsgefüges stets als unausgeglichen angesehen werden muß, wenn eine der mit diesen Eigenschaften verbundenen Fähigkeiten verringert vorhanden ist. Daraus wird erklärlich, daß sich optimal nur beim Menschen des Typs E + P eine Leistungssituation herauszubilden vermag, die dem Zustand des trainierten Organismus entspricht. Die Leistung erfolgt dann von einer vagotonischen Ausgangslage aus und ist mit einem größeren Stehvermögen verbunden. Auf dieser Grundlage kann, entsprechend dem Trainingszustand, die größere Kraftleistung hervorgebracht werden.

Aus diesen Zusammenhängen wird das günstige Wirken der Bestrahlung und die schnelle Erholung bei angestrengt arbeitenden Menschen, wie etwa bei Bergarbeitern (LÖNNE, LEHMANN u. a.), bei Kindern (KLEIN) und bei Menschen in Fabrik und Büro (KUNZE) verständlich. Es wird aber auch erklärlich, daß jede Bestrahlungstherapie die Regeln der Wechselwirkung zwischen Individualität und Strahlenenergie berücksichtigen muß, um den optimalen Behandlungseffekt zu erzielen.

8. Therapeutische Folgerungen

Die bisherigen Erläuterungen bilden die Grundlage für die Therapie. Sie zeigen, daß ebenso wie für jeden anderen Behandlungsweg eine schematischer Gebrauch der Strahlenenergie der Sonne oder künstlicher Strahler nicht zum gewünschten Ziel führen kann, ja sogar Gefahrenquellen in sich schließt, wenn die Regeln der Wechselwirkung zwischen dem Regulationsgefüge eines Menschen und der Strahlenenergie nicht beachtet werden. Es ist daher unrichtig, kritiklos die allgemein als *Höhensonnenbehandlung* benannte Therapieform anzuwenden. Ebenso wie bei jeder anderen Therapie, aber auch bei Durchführen einer allgemeinen, der Vorbeugung dienenden Körperpflege, sollte man die Sonnenlichtbehandlung und vor allem die mit künstlichen Strahlungsquellen nur aus der Kenntnis der Beziehungen zwischen Mensch und Lichtenergie empfehlen. Hierzu ist nötig, daß der Arzt gefragt wird. Er muß deshalb mit den Zusammenhängen vertraut sein, d. h. er muß vorausschauend das Ergebnis aus dem Zusammentreffen einer Individualität mit bestimmten Qualitäten und Intensitäten der optischen Strahlung beurteilen können. Er muß hiernach seinen Behandlungsplan einrichten und auch die Frage entscheiden können, wie lange, ohne Verletzung des *nil nocere*-Grundsatzes, ein Mensch die Bestrahlungen gebrauchen darf. Das gilt besonders für die Substitutionstherapie, die über Monate (z. B. im Winter) oder sogar über Jahre durchgeführt werden muß. Hier tritt außerdem neben die Kenntnis des Strahlenenergiegebrauches die der Gesetzmäßigkeiten hinzu, die dazu dienen, keine einseitigen Effekte (besonders solche der energiereichen Anteile des Spektrums, also des UV) herbeizuführen. Der Arzt muß in der Lage sein, einem ratsuchenden Menschen aus der Kenntnis der Persönlichkeit und ihrer Anpassungswege die geeignete Substitution von Strahlungsenergie vorzuschreiben und gleichzeitig die ergänzenden Mittel wie Bewegung, Wasseranwendung, geeignete Ernährung u. a. hinzuzufügen, die zusammen mit dem Licht das Gleichgewicht im Regulationsgefüge sichern.

Insofern fordert die Substitutionstherapie auch mit gewohnten Intensitäten an Strahlungsenergie vom Arzt stets ein genaueres Eingehen auf das individuelle Verhalten des einzelnen Menschen als die gewöhnlich relativ kurzfristig durchzuführende Therapie beispielsweise einzelner Hautkrankheiten oder einer Rachitis oder auch einer Tuberkulose. Je kurzfristiger die Behandlung mit Licht, um so weniger braucht auf die Möglichkeiten der individuellen Reaktion Rücksicht genommen zu werden. Gleiches gilt hinsichtlich der behandelten (absorbierenden) Fläche. Örtlich begrenzte Bestrahlung (z. B. bei Lupus) erfordert im allgemeinen keine besondere Kenntnisnahme der funktionellen Konstitution, sofern die Behandlung nur wenige Wochen durchgeführt werden muß. In diesem Fall ist auch die Kenntnis der Strahlenquellen weniger wichtig. Anders ist es dagegen bei monatelanger

Behandlung. Dann muß ebenso wie bei Ganzkörperbehandlung an die Allgemeinwirkungen und die Umstimmungseffekte der zugeführten Strahlenenergie gedacht werden. Es ist an dieser Sselle daran zu erinnern, daß Strahlung Energie ist, die, vom Organismus absorbiert, in bestimmter Weise auftretende Reaktionen des Körpers auslöst, darüber hinaus aber auch wie ein Pharmakon nicht nur in der absorbierenden Oberfläche, sondern in die Tiefe hinein wirksam wird. Insofern unterscheidet sich die Behandlung mit Lichtenergie grundsätzlich von anderen Wegen der Allgemeintherapie wie der Wasserbehandlung, die vorwiegend örtlich wirkt. Wirkliche Effekte in der Tiefe des Organismus, wie sie z. B. ein Medikament oder auch die Nahrung auslösen, entstehen durch diese Mittel nicht. Tiefenwirkungen erfolgen z. B. bei Hydrotherapie im Gegensatz zu dem Wirken der Strahlenenergie nur konsekutiv (infolge der Blutverschiebung). Daß bei dem Einwirken der Strahlenenergie das Auftreten echter Fernwirkungen wellenbereichsabhängig und ausschließlich an die photochemisch wirksamen Anteile des UV gebunden ist, soll noch einmal hervorgehoben werden. Ihm gegenüber wirkt das IR soweit heute bekannt nur thermisch, also in ähnlicher Weise wie die genannten übrigen allgemein-therapeutischen Maßnahmen.

Die Strahlungstherapie richtet sich im einzelnen nach dem Behandlungsziel. Dieses entscheidet die Frage, ob die Therapie im Sinne von Finsen oder in dem von Rollier angeordnet wird. Man wird stets dann zur Starkstrahlerbehandlung greifen, wenn, wie bei der örtlichen Behandlung des Lupus, eine *kurative Entzündung* erwünscht ist. In diesem Falle wird das UV als isolierte Strahlung, etwa wie bei Behandlung mit Röntgenstrahlen, angewendet. Dieser Weg schließt jedoch die Ausdehnung der Therapie über viele Monate aus. Außerdem sollte sie nur unter klinischer Kontrolle der örtlichen und allgemeinen Effekte durchgeführt werden, wie das schon früher Jesionek gefordert hat. Der augenblickliche Zustand des Regulationsgefüges (Testverfahren, Blutbild-Blutzuckerverhalten) entscheidet nicht nur die Dosierung, sondern auch die Zeitdauer der Behandlung mit massierten UV-Dosen. Auf jeden Fall muß hierbei verhütet werden, daß Schädigungen auftreten (Pleuritis, Aktivierung von Tuberkulosen, Leberparenchymschäden). Sie sind regelmäßig Folge einer eklatanten Umstimmung der vegetativen Dynamik zur übersteigerten Vagodynamik. Da diese den Organschädigungen längere Zeit vorausgeht, sollte nach Auftreten eines gesteigerten Vagotonus im Regulationsgefüge die Bestrahlungsdosis verringert und das zeitliche Intervall zwischen den einzelnen Bestrahlungen vergrößert werden.

Da der Umstimmungseffekt, wenn auch individuell verschieden, auch bei Gebrauch von Starkstrahlern erst nach 10 bis 15 Bestrahlungen auftritt, wird dadurch die Ausbildung der für bestimmte Hautkrankheiten notwendigen *kurativen Entzündung* nicht beeinträchtigt. Mehr als die genannte Zahl von UV-Stößen zu verabreichen ist jedoch wegen der möglichen Umstimmungseffekte nicht ratsam. Hierbei sind zweckmäßigerweise die Beziehungen zu beachten, die sich aus der Regulationsform herleiten lassen. Sie gelten grundsätzlich für jeden Behandlungsweg mit UV- und IR-haltigen Energien, gleichgültig, ob es sich um die Behandlung mit einem Starkstrahler oder mit mehreren Mildstrahlern handelt. Die Beziehungen zwischen Regulationsgefüge und Einfluß der Strahlenqualität seien deshalb nochmals kurz erläutert (Abb. 8a und b).

Volumtyp

Gehemmte Entfaltung. Umflutung zögernd. Großes Volumen. Starke und langdauernde Reize erforderlich. Strömungsgefälle stark von Schale zum Kern, besonders bei starker Vorhangentwicklung. Abstrom von Blut und Nahrungsstoffen in den Vegetationsraum. Krisenhafte Steigerung der chronischen Innenraumbelastung. Verstärkung der IR-Einflüsse nötig (UV verstärkt, IR hemmt die introvertierende Dynamik).

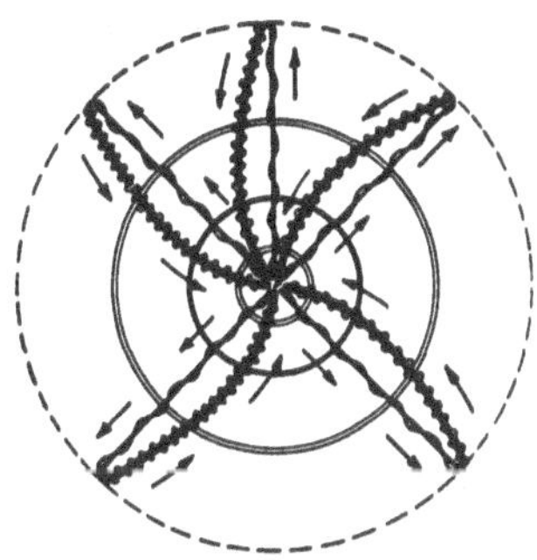

Abb. 8a. Bestrahlungseffekt bei Volumtyp

Drucktyp

Enthemmte Entfaltung. Umflutung übersteigert (vor allem im Hinblick auf Geschwindigkeit). Kleine Reize setzen sie in Bewegung. Keine Neigung zur Umkehr der Strömungsrichtung. Zentrifugale Impulse zunächst stärker werdend, mit Ausbildung des Vorhanges bei langsamer Zunahme der Bestrahlungsintensität. Dämpfung des Rötungseffektes. Strömungsgefälle stark vom Kern zur Schale. Verstärkung des UV-Einflusses nötig (UV hemmt, IR verstärkt die extrovertierende Dynamik).

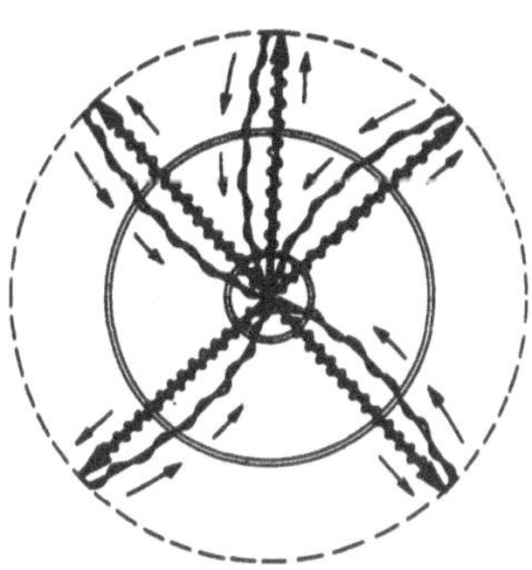

Abb. 8b. Bestrahlungseffekt bei Drucktyp

Abb. 8a u. b. Die bei Volum- und Drucktyp bestehenden Strömungsdominanzen werden im ersten Fall durch UV, im zweiten durch IR verstärkt. Hierbei im ersten Fall Zunahme der vagotonen, im zweiten der sympathikotonen Steuerungseinflüsse im Regulationsgefüge. Mit dieser Entwicklung ändert sich auch die Hautreaktion: bei Zunahme der vagoton introvertierenden Situation nimmt die Neigung zur Pigmentation (sowie zur Hyperkeratose) zu, bei Zunahme der sympathikoton-extrovertierenden dagegen die Rötungsneigung. Bei diesen Wirkungen der verschiedenen Wellenbereiche ist für den Ausgleich z. B. dystonischer Regulationsformen eine *regulationsgerechte* Mischung der Strahlungsenergie anzuwenden. Bei Überwiegen der introvertierenden Strömung müssen therapeutische Einflüsse verstärkt wirksam werden, die die extrovertierende Strömung steigern, also IR (daneben z. B. Körperbewegung, Wind, Wasser). Bei einem solchen der extrovertierenden Strömung muß dagegen umgekehrt der UV-Einfluß verstärkt werden, um die introvertierende Strömung zu fördern (IR-Hunger des Volumtyps, UV-Hunger des Drucktyps).

Hierbei sind folgende Grundsätze zu beachten: Infrarot steigert die Durchblutungsaktivität im Bereich der bestrahlten Oberfläche und fördert hierbei den Blutausstrom aus dem Körperinneren in die Körperschale (Zunahme der *extrovertierenden* Dynamik und der sympathikoton-ergotropen Steuerungseinflüsse). Demgegenüber führt UV allmählich (im Anschluß an die mit Erythem verbundene Primärphase) zur Verringerung der Durchblutungsaktivität in der Körperschale (Steigerung der *introvertierenden* Dynamik bei Ansteigen der vagoton-histotropen Steuerungseinflüsse). Diesen Effekten stehen jeweils entgegengesetzte Wirkungen im Körperinneren (dem *Kern*) gegenüber. So bewirkt der Blutabstrom unter IR eine relative Entleerung der Organe des Körperkerns (Vegetationsraum) und eine entsprechende Ruhigstellung, wie umgekehrt unter UV mit dem zunehmenden Bluteinstrom in den Körperkern eine Aktivierung der Organe des Vegetationsraumes herbeigeführt wird. Diese Beziehungen werden in den schematischen Skizzen der Abbildungen 8a und b dargestellt. Bei Überwiegen der introvertierenden Strömung kommt es zur Füllung und Aktivierung des Körperkernes (Ausweitung des inneren, Schrumpfung des äußeren Kreises), bei einem solchen der extrovertierenden Strömung zu einer Ausweitung des äußeren bei Schrumpfung des inneren Kreises und zur entsprechenden Aktivierung und Füllung der Körperschale.

Für die Behandlung ist daher zu berücksichtigen, daß die richtig dosierte Wechselwirkung geschaffen wird, da sich Strahlenenergie und vegetative Dynamik stets in typischer Weise verbinden. Bei Vorherrschen der introvertierenden Strömung (Volumtyp) verursacht UV stets eine Zunahme des bestehenden Strömungsgefälles, während IR dieses hemmt oder auch umkehren kann. Bei Überwiegen der extrovertierenden Strömung (Drucktyp) ergibt sich die Umkehr dieser Beziehungen. UV hemmt das extrovertierende Strömungsgefälle und kann es allmählich sogar aufheben, während es vom IR erhöht wird.

Diese Bindungen müssen bei der Bestrahlungstherapie grundsätzlich, bei der langdauernden prophylaktischen Therapie im besonderen berücksichtigt werden. Die richtige Dosierung und Auswahl der Wellenbereiche ist daher nur möglich, wenn die Eigenart der individuellen Regulationsform bekannt ist. Sie ist der Schlüssel zur Behandlungsindikation.

Die Finsen-Behandlung ist nur unter klinischer Kontrolle zu empfehlen. Sie gehört ebenso wie jede andere Behandlung mit Starkstrahlern nicht in die Hände von Laien (auch nicht in ärztlich nicht kontrollierte Behandlungsinstitute). Es sei in diesem Zusammenhang daran erinnert, daß es nicht nur der schmerzhafte Zustand der kurativen Entzündung ist, der klinische Behandlung zweckmäßig erscheinen läßt, sondern neben den Umstimmungseffekten auch die besonderen Gefährdungen von UV-Intensivbestrahlungen (z. B. auch abartiges und malignes Wachstum nicht ausschließende Hautreaktionen). Diese können erfahrungsgemäß um so leichter auftreten, je mehr die von jedem Starkstrahler emittierte ungefilterte UV-Strahlung angewendet wird (siehe Untersuchungen von Roffo, Holtz, Heller u. a.). Bei Starkstrahlergebrauch werden nicht nur große Strahlenintensitäten, sondern auch die unphysiologischen und sehr hohe Energiemengen tragenden Wellenbereiche des UV-C mit seinem primär das Zelleiweiß angreifenden Effekten wirksam.

Aus diesen Gründen gehört die Starkstrahlerbehandlung (Gebrauch der BACHschen und der JESIONEKschen Höhensonne) in die Hand des erfahrenen Lichttherapeuten. Die Therapie mit Hilfe dieser Strahlungsquellen ist auch nur dann sinnvoll, wenn eine *kurative Entzündung* Behandlungsziel ist. Dieses Ziel ist in jenen Fällen von Nutzen, in denen die als Hauterythem sichtbar werdende Entzündung des Körpers (maximale Steigerung der Oxydationsprozesse im animalischen System) im Sinne einer Reizkörpertherapie erstrebenswert ist. Das ist ferner notwendig, wenn eine Hautrötung an den Anfang der Behandlung gesetzt werden soll, um eine Hemmung der extrovertierenden Dynamik zu beseitigen, z. B. bei Menschen des P- oder O-Types, und auf diesem Wege eine Zunahme der Oxydationsleistung im Bereich der Körperschale erreicht wird (Mobilisierung der Primärphase nach G. LEHMANN). Dieses Vorgehen einer initialen Stoßbehandlung mit Starkstrahlern ist daher zweckmäßig, wenn es gilt, das Gleichgewicht zugunsten der extrovertierenden Dynamik herzustellen, so immer dann, wenn die vagoton-histotrope Steuerung im Regulationsgefüge überwiegt und wenn die Reduktionsleistung sowie die *assimilatorische* Oxydation zu ausgeprägt erscheint. Gleiches ist bei der Neigung zum chronischen Hautekzem angezeigt. Hier handelt es sich vorwiegend um Menschen mit steiler introvertierender Dynamik bei Vagotonie im Regulationsgefüge. Die Haut ist gewöhnlich ausgetrocknet und atrophisch (Exsikkose), entsprechend der unzureichenden Durchblutungsaktivität in der Körperschale (meistens leptosom-asthenische Menschen vom P-Typ). Desgleichen ist die FINSENsche Stoßbehandlung angezeigt, wenn eine Hautverdickung, z. B. bei einer Akne vulgaris, besteht. Die *kurative Entzündung* führt hier nicht zum Abstoßen der verdickten Hornschicht im Sinne einer Schälkur, sondern steigert auch die *dissimilatorische* Oxydation mit dem Auftreten des Erythems. Die in der Haut abgelagerten Noxen (exo- oder endogen eingeführte) werden hierbei offensichtlich in den Oxydationsprozeß einbezogen und abgebaut. Es wird also ein Effekt erreicht, der auf meistens schmerzvollerem Wege mit der Heißwassertauchbehandlung, früher schon von SPIETHOFF empfohlen, herbeigeführt werden kann.

Es ist erklärlich, daß die Starkstrahlerbehandlung bei diesem Vorgehen nur von kurzer Dauer sein kann und in der Regel wohl auch mit einer relativ kleinen Zahl von Behandlungen zum Ziele führt. Die FINSEN-Therapie, mit Ausnahme ihrer örtlichen Anwendung, z. B. beim Lupus, sollte als Ganzkörperbehandlung niemals über längere Zeiträume angewendet werden, sondern nur als Stoßbehandlung bei gehemmter extrovertierender Dynamik bzw. bei Überwiegen der introvertierenden (beim P- und beim O-Typ).

Es sei hinzugefügt, daß bei dieser Behandlung auch am eindeutigsten das psychische Verhalten beeinflußt wird. Mit dem Auftreten des Erythems wächst das Leistungsgefühl, es entwickelt sich die schon von HASSELBALCH beschriebene Euphorie. Der Wechsel des psychischen Verhaltens tritt beim introvertierenden Menschen besonders auffallend hervor, weil er gewöhnlich bemerkenswert zurückhaltend, ruhig, oft von melancholischer Stimmung ist.

Die FINSEN-Therapie ist dagegen dann nicht geeignet, wenn die Behandlung über lange Zeiträume durchgeführt werden muß und wenn es sich um Menschen handelt, die eine gesteigerte extrovertierende Dynamik haben. Zu ihnen gehören einmal Personen vom Typ E (oder Überwiegen der Rötungsreaktion mit Empfindlichkeit gegenüber Hitze im Gegensatz zur vorgenannten Gruppe mit Kälteempfindlichkeit). Außerdem ist es nicht ratsam, Menschen mit starken Bewegungsantrieben im Sinne von FINSEN und JESIONEK zu behandeln. In diesen Fällen kommt nur die Behandlung auf der Grundlage der Vorstellungen ROLLIERS in Betracht. Behandlungsziel ist, die erhöhte Hautempfindlichkeit (*dünne* Haut), ihre gesteigerte Reaktionsgeschwindigkeit infolge des Überwiegens der extrovertierenden Dynamik zu dämpfen und die Erholfähigkeit des Regulationsgefüges zu steigern. Hierbei handelt es sich in der Regel um Allgemeinstörungen, bei denen das Regulationsgefüge durch die Dämpfung der extrovertierenden Dynamik zum Gleichgewicht zurückgeführt werden kann (z. B. beim Drucktyp und bei Zuständen, die mit ihm gekoppelt sein können, wie Hypertonie, Diabetes, aber auch bei psychischen Erregungszuständen). Die Behandlung dieser Störungen ebenso wie die Ganzkörperbehandlung bei Herderkrankungen (chirurgische Tuberkulose) u. a. hat stets die Umstimmung im Regulationsgefüge zum Ziel. Die übermäßig extrovertierende Dynamik soll durch Minderung der sympathikoton-ergotropen Einflüsse reduziert werden. Das gelingt besonders schnell nur dann, wenn das Auftreten eines Erythems verhindert wird. Die sekundäre Bestrahlungsphase muß möglichst unmittelbar herbeigeführt werden. Wie schon VILTER und ROLLIER erkannt hatten, ist dieses Ziel erst dann erreicht, wenn sich die Pigmentation einstellt (Auftreten der Sympathikushypotonie ROTHMANNS).

Es ist erklärlich, daß dieses Ziel einer Umstimmung mit Starkstrahlern nicht leicht erreicht werden kann, auch wenn man unterschwellig dosiert. Es ergeben sich dagegen kaum Schwierigkeiten, wenn man Mildstrahler vom Typ *Ultravitalux* verwendet. Ebenso wie mit der Sonnenbestrahlung kann man nun in gleichem Vorgehen in allmählich ansteigenden Dosen (Teilbestrahlung sowie unterschwellige Dosierung) regulationsgerecht behandeln und die Therapie über lange Zeiträume durchführen, ohne den Behandelten den Gefährdungen auszusetzen, die sich bei Starkstrahlertherapie zwangsläufig ergeben. Die bisherigen Erfahrungen mit der Ultravitalux (R. SCHULZE, AMELUNG, KUNZE) decken sich vollkommen mit denen ROLLIERS. Mit Hilfe der unterschwelligen und regulationsgerechten Behandlung ist es möglich, als Voraussetzung des Therapieerfolges die Ordnung im Regulationsgefüge herzustellen und durch die damit verbundene Hebung der individuellen Anpassungsleistung dystonische Störungskomplexe und damit verbundene Organerkrankungen zu beseitigen.

9. Durchführung der Behandlung mit künstlichen Strahlern

Für die Therapie mit Licht ist also einmal die Kenntnis der individuellen Dynamik des Regulationsgefüges wichtig. Die verschiedenen Regulationsformen sind ohne große Schwierigkeiten mit den einfachen Regulationsprüfungen (Kunze, Schellong) festzustellen, ebenso aus dem Verhalten der Herzstromkurve, der Atemkurve, natürlich auch mit den größeren Aufwand erfordernden Methoden von Broemser-Ranke oder Wezler-Böger (physikalische Bestimmungsmethoden des Schlagvolumens). Weiterhin geben pharmakologische Tests wie der Adrenalin-, der Insulinversuch Aufschluß, ebenso die Traubenzuckerbelastung nach Staub-Traugott. Der Erfahrene vermag auch oft schon aus der Anamnese (Sonnenempfindlichkeit, Kälte-, Hitzeempfindlichkeit) in Zusammenhang mit dem Befund (leptosome, mesosome, eurysome Körperform, trainiert, untrainiert) Schlüsse für die Bestrahlungsindikation zu ziehen. Genaueres über die Regulationsdiagnostik ist in den Arbeiten von Schellong, Kunze sowie von Mark nachzulesen.

Neben die Kenntnis des individuellen Regulationsgefüges ist die des Emissionsspektrums und der Strahlungsintensität der Lichtquellen zu stellen. Wie Tabelle II zeigt (sowie die Übersicht in einem Bericht der Zeitschrift *Medizinalmarkt* 1954) unterscheiden sich die Strahler verschiedener Herstellung ganz erheblich voneinander. Wir können sie im wesentlichen in die zwei Gruppen der Stark- und Mildstrahler zusammenfassen. Bei der ersten Gruppe werden die einzelnen UV-Qualitäten im Vielfachen der in der natürlichen Biosphäre vorhandenen UV-Intensitäten abgegeben, bei der

Tabelle II

Verteilung der Gesamtstrahlung auf die einzelnen Spektralgebiete nach Messungen von Dipl.-Ing. Grabner (Studienges. f. Lichtforschg., Berlin)

	— 280 UV-C	280—320 UV-B	320—400 UV-A	400—700 Licht	700—1150 kurzwell. IR	— 1150 mittel- u. langw. IR
Sonne (+ Himmel)	—	0,1	4,9	39	39	17
Ultravitalux	—	0,3	1,5	4,7	15,5	78
Hg-Hochdruck-quarzlampe, (Starkstrahler) ungefiltert	8	8,5	7	15	2,5	59
Kohlebogen	0,3	0,3	0,9	5	13,5	80
Xenonlicht	—	0,25	5,25	27	59	8,5
sonnenlicht-ähnlich (luftgekühlt)		(0.1)	(2.4)	(12.5)	(40)	(45)

zweiten dagegen in einem Verhältnis, das dem der Biosphäre weitgehend angenähert ist. Aber auch die Emission der einzelnen UV-Wellenbereiche ebenso wie die des IR unterscheiden sich bei den einzelnen Strahlenquellen, so daß wegen der verschiedenen Effekte, die die einzelnen Wellenlängen hervorzurufen vermögen, die Kenntnis der emittierten Wellenlängen notwendig ist.

In Tabelle II sind die Spektren der heute gebräuchlichsten Strahler wiedergegeben. Das Xenonstrahlerspektrum wurde hinzugefügt, um damit Stand und Richtung der Strahlerentwicklung erkennen zu lassen. In einer weiteren Übersicht (Tab. III) wird ein Bild von der Stellung der optischen Strahlung innerhalb der übrigen bekannten Strahlenarten gegeben und die Absorptionsreflexionsverhältnisse sowie die Effekte der einzelnen *biol gisch-aktiven* Wellenbereiche in den einzelnen Hautschichten dargestellt. Die Wärmeempfindung wächst mit der Absorptionsgröße. Sie ist für UV nur deswegen gering, weil die von der Sonne emittierten IR-Intensitäten mit etwa 40% das Vielfache der des UV (mit 0,1%) sind.

Tabelle III

Physikalische und biologische Einzelheiten als Übersicht

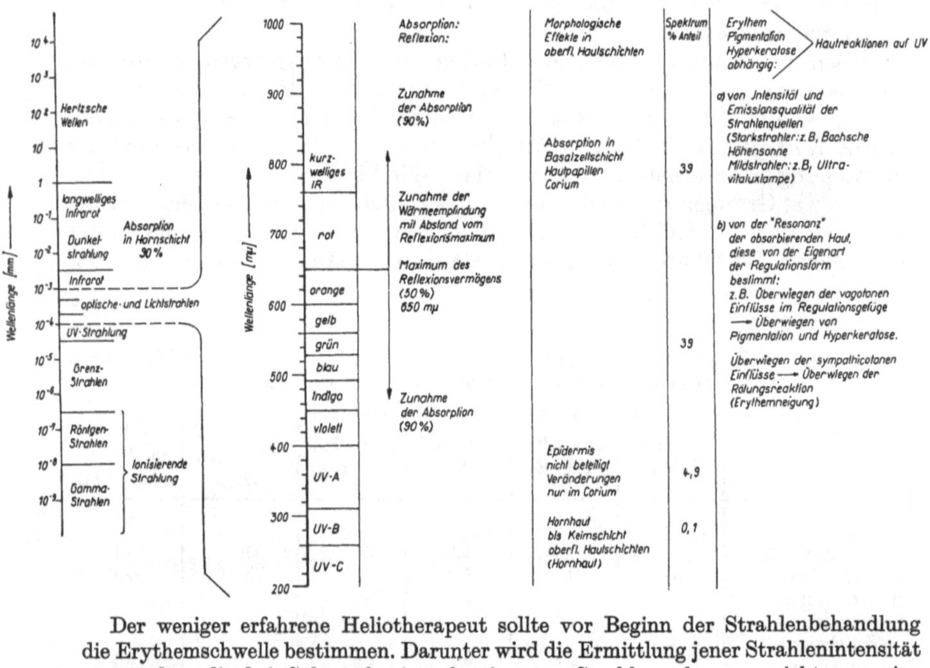

Der weniger erfahrene Heliotherapeut sollte vor Beginn der Strahlenbehandlung die Erythemschwelle bestimmen. Darunter wird die Ermittlung jener Strahlenintensität verstanden, die bei Gebrauch eines bestimmten Strahlers eben ausreicht, um eine Hautrötung hervorzurufen. Man benutzt hierzu am besten das von Henschke und Schulze angegebene Verfahren und bestimmt die Erythemschwelle mit Hilfe der *Bestrahlungstreppe* (Abb. 9). Man verwendet hierzu fertig beziehbare (Fa. Beiersdorf & Co, Hamburg) gelochte Leukoplaststreifen von 50 mm Breite, 155 mm Länge bei einem Lochdurchmesser von 10 mm und Lochabstand von 15 mm. Nach den Untersuchungen von SCHULZE (mit Ultravitalux und Sonne) wird zunächst mit 0,7 Minuten das erste Loch bestrahlt, während die übrigen bedeckt (mit Leukoplaststreifen) bleiben. Danach wird mit 1,0, 1,4, 2,0, 2,8, 4,0, 5,6, 8,0, 11,2 und 16,0 Minuten bestrahlt. Wie die Untersuchungen von R. SCHULZE ergeben haben, entsprechen die mit Ultravitalux gewonnenen Zahlen einer Bestrahlungstreppe mit Sonnenlicht, in der das Mehrfache an Bestrahlungszeit für die gleichen Hauteffekte nötig ist: 0,7, 5,0, 7, 10, 14, 20, 28, 40, 56, 80 und 112 Minuten. Die Ablesung der Hautreaktion geschieht einmal direkt im Anschluß an den Versuch, ferner 7 und 24 Stunden nach Abschluß des Versuches.

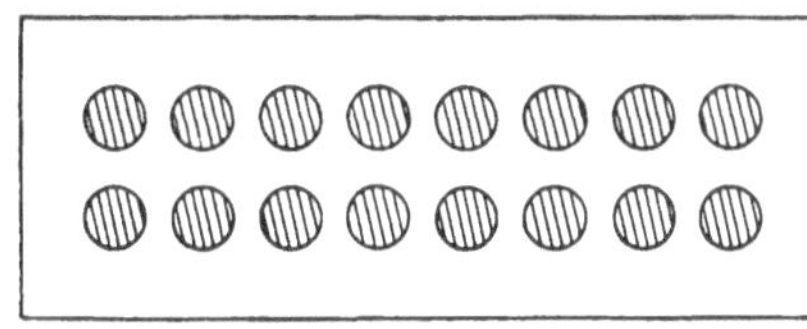

Abb. 9
Bestrahlungstreppe wie im Text beschrieben

Nach Bestimmung der Regulationslage und der Erythemschwelle wird der Dosierungsplan festgelegt. Er richtet sich nach dem Behandlungsziel, der hierbei nötigen Behandlungsdauer sowie der Regulationsform. Abhängig von dieser gestaltet sich, gleichgültig ob Stoß- oder unterschwellige Therapie, die initiale Behandlung. Bei hoher Hautempfindlichkeit erreicht man das Erythem mit schwachen Dosen, auch wenn Stoßtherapie im Sinne FINSENS durchgeführt werden soll. So genügen bei einem Menschen des E-Typs (steiles extrovertierendes Strömungsgefälle) wenige Minuten, um eine Rötung hervorzurufen, während man beim Menschen des P-Typs auch bei Bestrahlung lichtentwöhnter Körperteile Mühe hat, mit der vielfachen Bestrahlungszeit ein Erythem zu erzeugen.

Bei Stoßtherapie mit dem Ziel einer kurativen Entzündung behandelt man dann von der ersten Bestrahlung an mit der Erythemschwellenzeit. Bei unterschwelliger Behandlung wird je nach Empfindlichkeit des Regulationsgefüges nur 40 bis 60% der Erythemschwellenzeit aufgewendet und auf diese Weise mit Sicherheit jede Hautrötung vermieden. Dieses Vorgehen ist z. B. stets erforderlich, wenn das extrovertierende Gefälle besonders stark ist (drucktypische Regulation, Reizphasenentwicklung, übermäßige Bewegungsreize während des Tagesablaufes u. a.). Dagegen ist die Behandlung unter Verwenden der Erythemschwellenzeit in der Regel bei Menschen mit Überwiegen der introvertierenden Dynamik erforderlich, so bei volumtypischer Regulation, bei langdauerndem Bewegungsmangel u. a.

Während im ersten Fall entsprechend der größeren Hitzeempfindlichkeit die Mitwirkung von IR zurückgedrängt werden muß (besonders des langwelligen IR) im Gegensatz zum UV, das in seiner Bestrahlungsintensität immer stärker erhöht werden muß, ist im zweiten Fall eine Steigerung der IR-Intensitäten notwendig (zur Erhaltung der extrovertierenden Dynamik), während der UV-Anteil reduziert werden muß. Man kann die Einflüsse des

UV und IR und ihr einseitiges Wirken auch durch andere allgemein-therapeutische Maßnahmen kompensieren, so z. B. durch Liegekuren im ersten, durch hautreizende Mittel wie Trockenbürsten, Kaltwasseranwendungen und Gymnastik im zweiten Fall. Auf diese Weise gelingt es, nicht nur eine dystonische Entgleisung zu beseitigen, sondern auch das Gleichgewicht im Regulationsgefüge zu erhalten.

Die kurmäßige Behandlung schließt sich also im wesentlichen bei Gebrauch der Stoßbehandlung den schon von JESIONEK gegebenen Vorschriften, bei Verwenden der unterschwelligen Bestrahlung dagegen denen von ROLLIER an.

JESIONEK lagert den Patienten bei Ganzkörperbestrahlung mit der BACHschen oder der strahlungsintensiveren JESIONEKschen Höhensonne ½ m von der Lichtquelle entfernt. Die strahlende Wärme vermeidet er, entsprechend der damals noch bestehenden Vorstellung, daß die Heileffekte nur vom UV ausgelöst werden. Hierbei werden von Anfang an Bestrahlungszeiten von 30 Minuten angewendet. In manchen Fällen steigert er die Behandlungszeit auf 60 bis 90 Minuten.

Diese im ganzen nur für bestimmte Hauterkrankungen entwickelte Bestrahlungsmethode (so zur Wundbehandlung) ist für die Allgemeinbehandlung nicht geeignet. In Anlehnung an das Vorgehen von ROLLIER haben wir in Zusammenarbeit mit LARCHÉ (für die physikalischen Daten) die Ganzkörperbehandlung zur Behandlung dystonischer Entgleisungszustände entwickelt. Diese wird in der Regel als unterschwellige Behandlung eingeleitet. Der Anteil von UV und IR richtet sich nach der Regulationsform und dem mit dieser verbundenen *Hunger* nach IR oder UV; Überwiegen der introvertierenden Dynamik — große Affinität zum UV, entsprechend der Kälteempfindlichkeit bei Fehlen eines *Wärmepolsters* in der Haut, großer IR-Hunger. Überwiegen der extrovertierenden Dynamik große Affinität zum IR, entsprechend der Wärmeempfindlichkeit bei gut ausgebildetem Wärmepolster in der Haut großer UV-Hunger.

Als Behandlungsgerät verwenden wir für diese Therapie das sog. Vierfachgerät von ELVAK*) (Abb. 10) in das wahlweise 4 Ultravitalux- oder 4 Infrarotstrahler (z.B. Theratherm) eingeschraubt werden können. Für Intensivbehandlung können auch zwei dieser Geräte (also 8 Strahlenquellen) verwendet werden. Die Behandlung wird mit einem Körper-Strahler-Abstand von 75 bis 100 cm auf der Grundlage der ermittelten Erythemschwelle begonnen. Hierbei werden 4 bis 8-Ultravitaluxstrahler verwendet und mit der Bestrahlungszeit die Körpervorder- und die Rückseite in einer Sitzung behandelt, d. h. bei einer gegebenen Bestrahlungszeit von 1 Minute beginnen wir mit dieser Zeit und steigern bei täglicher Behandlung unter Einschalten der Wochenendpause nach 5 Tagen um 1 Minute. Auf diese Weise erreichen wir die obere Bestrahlungsgrenze von 10 Minuten (für jede Körperseite) nach 10 Wochen oder nach 50 Bestrahlungen. Mit diesem Vorgehen gelingt es in der Regel, die dystonische Entgleisung zu beheben.

*) ELVAK — Elektro-Vakuum-Ges.mbH., Berlin N 65, Friedrich-Krause-Ufer 24

Im Anschluß an die kurmäßige Bestrahlung wird die *Erhaltungstherapie* verordnet. Diese kann der Behandelte im eigenen Heim durchführen. Bei ihr wird nur noch 1 Ultravitaluxstrahler, am besten morgens nach dem Aufstehen, verwendet, und zwar stets in Kombination mit Maßnahmen wie Trockenbürsten und Frottieren im Anschluß an eine Kaltwasseranwendung

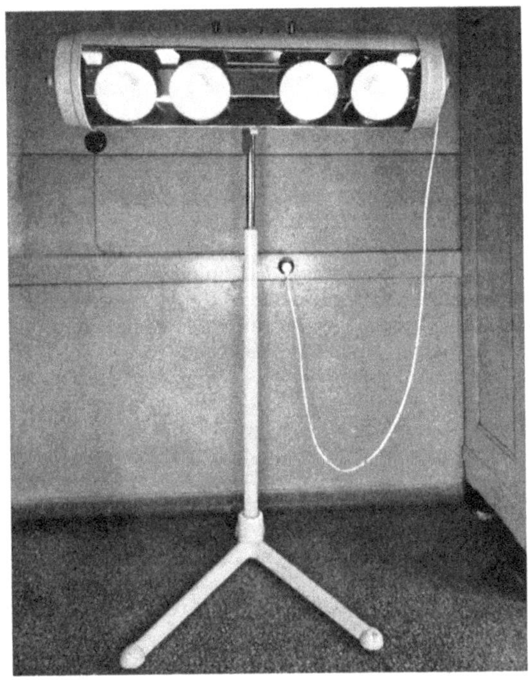

Abb. 10. Elvak-Gerät mit 4 Ultravitalux- oder 4 Infrarotstrahlern

(am einfachsten ein kaltes Tauchbad von 5 Sekunden Dauer). Die Bestrahlung mit einer Ultravitaluxlampe und in der genannten Kombination genügt, wie vielfache Erfahrung bestätigt hat, um dem Körper die UV-Menge zuzuführen, die er durch den fortgesetzten Aufenthalt im Schatten der Arbeitsräume entbehren muß. Das mit der Bestrahlung zugeführte IR ebenso wie Trockenbürsten und Kaltbad bewirken eine größere Durchblutungsaktivität in der Körperoberfläche und verkürzen die morgendliche Anlaufzeit ähnlich einem Morgenlauf oder einer Gymnastik, ein Vorgehen, das sich bei der heutigen Arbeitsweise des Menschen (sitzende Tätigkeit, Bewegungsmangel, einförmig-einseitige Leistung) als übende, aber wenig zeitraubende Allgemeinanwendung gut bewährt hat.

Bei einseitigen Regulationsformen wird, je nach Regulationstyp, die UV- und die IR-Intensität erhöht oder verringert

1. durch Änderung der Bestrahlungszeit,
2. durch Teilbestrahlung,
3. durch Gruppierung der Strahlenquellen im Vierfachgerät,
4. durch Regelung des Strahlerabstandes.

Zu 1.: Die Bestrahlungszeit mit Ultravitalux muß z. B. unterschwelliger (gemessen an der Erythemschwelle) verabreicht werden, je ausgeprägter die Reizphase ist. In diesem Fall wird die Bestrahlungszeit am Anfang auf 40—60% der Erythemschwellenzeit festgesetzt. Die Steigerung der Bestrahlungszeit erfolgt langsamer (z. B. alle 8 bis 10 Tage um 1 Minute).

Zu 2.: Bei eingeengter Regulationsleistung (z. B. auch bei Tuberkuloseerkrankungen oder bei allgemeiner Körperschwäche usw.) beginnt man mit Teilbestrahlungen in Form des Vorgehens von Rollier. Man beginnt mit der Bestrahlung der Füße unter Verwenden eines Ultravitaluxstrahlers. Die übrigen Felder kann man gleichzeitig — bei kopfwärts zunehmendem Abstand des Strahlers vom Körper — mit Infrarot behandeln. Auf diese Weise erzielt man eine allgemeine Hautdurchwärmung unter Schonung des Kopfes und steigert die Durchblutung im Bereich der gesamten Körperoberfläche, soweit es die Verträglichkeit sowie das Regulationsverhalten zulassen. Die bis jetzt noch verschiedenen Bestrahlungszeiten werden allmählich ausgeglichen, so daß mit Beginn der 9. Behandlungswoche die Bestrahlungszeiten von 12 Minuten erreicht werden und der ganze Körper mit 4 Ultravitaluxstrahlern behandelt wird. Als Bestrahlungsabstand wird in der Regel eine Entfernung Strahler—Körperoberfläche von 75 bis 100 cm gewählt (je nach Leistungsgröße). Auch bei diesem Vorgehen werden in täglicher Behandlung die Vorder- und Rückseite des Körpers möglichst in einer Sitzung behandelt. Je nach Leistungs- und Widerstandskraft wird danach die UV-bestrahlte Fläche vergrößert, indem man die behandelte Körperoberfläche, kopfwärts fortschreitend, ausdehnt und nun mit einem zweiten, dritten und schließlich mit einer vierten Strahlenquelle angeht. Die Strahlenquellen werden bei diesem Vorgehen nacheinander eingeschaltet, so daß dem Rollierschen Schema (s. dieses) ähnelnd behandelt wird.

Auch bei diesem Vorgehen wird versucht, den Störungskomplex zu beseitigen und das Gleichgewicht im Regulationsgefüge herzustellen. Ist dieser Zeitpunkt erreicht, müssen die Bestrahlungen verringert werden. Man reduziert die Ganzkörperbestrahlungen auf drei-, zwei- oder einmal wöchentlich und ergänzt die Behandlung durch andere allgemeintherapeutische Maßnahmen (Wasseranwendungen, Massagen, Gymnastik, evtl. auch IR-Bestrahlungen/Sauna). Bei Abschluß der Behandlung wird im Sinne der prophylaktischen Therapie nach Möglichkeit zu dem schon erwähnten zeitsparenden Verfahren (tägliche Einfachstrahleranwendung aus 1 m Abstand, Trockenbürsten, kaltes Tauchbad, Frottieren) übergeleitet.

Die Bestrahlungsfläche und die Zahl der Ultravitaluxstrahler wird in der Regel von Woche zu Woche gesteigert, und zwar unter Verringerung der Therathermstrahlerzahl. Auch in diesem Falle werden die durch die Bestrahlungstreppe ermittelten Bestrahlungszeiten für UV zugrunde gelegt.

Zu 3.: Die Möglichkeit, die Strahlenquellen zu gruppieren, ging schon aus der vorausgegangenen Erläuterung hervor. Sie wird auch dann erforderlich, wenn einseitige Regulationsformen über lange Zeiträume hinweg behandelt werden sollen. Entscheidend ist die UV- und IR-Empfindlichkeit des einzelnen Menschen. Sie zwingt dazu, mit zunehmender Behandlungsdauer die Ultravitalux und die IR-Strahler in wechselnder Weise zu koppeln, einmal um die UV-bestrahlte Fläche täglich zu wechseln, zum anderen um die IR-Wirkung in einzelnen Körperbereichen zu steigern.

Zu 4.: In gleicher Weise besitzt der Therapeut als vierten Weg die Möglichkeit, mit dem Strahlerabstand die Strahlungsintensität zu variieren. Durch den größeren

Schema nach Rollier

(In die Bestrahlung mit Mildstrahlern transformiert)

Woche	1.	2.	3.	4.	5.	6.	7.	8.	9.	
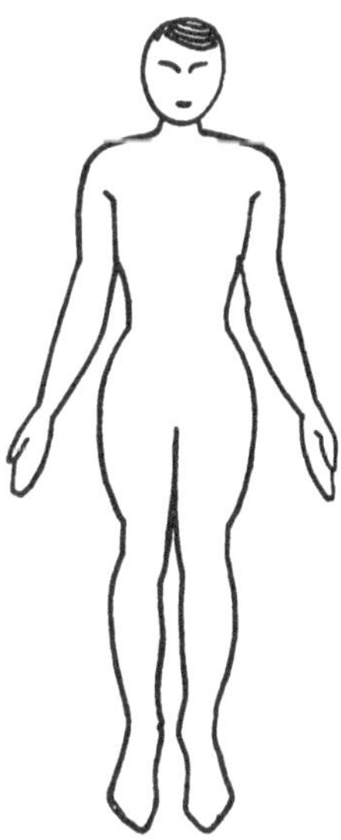				2′	4′	6′	8′	10′	12′	4 Ultravitalux
			2′	4′	6′	8′	10′	12′	12′	3 Ultravitalux 1 Theratherm
		2′	4′	6′	8′	10′	12′	12′	12′	2 Ultravitalux 2 Theratherm
	2′	4′	6′	8′	10′	12′	12′	12′	12′	1 Ultravitalux 3 Theratherm

Abstand kann die Wirkung gemildert (besonders auch im Hinblick auf IR) oder gesteigert werden (z. B. um eine übermäßige UV-Gewöhnung bei langdauernder Bestrahlung und deren vagotonisierenden Effekt zu überwinden).

Bei längeren Bestrahlungskuren sind stets Kontrolluntersuchungen ratsam. So sollte in bestimmten Abständen nicht nur die Erythemschwelle bestimmt, sondern vor allem der hämodynamische Regulationstest wiederholt werden. Hierzu genügt in der Regel der sog. Kurztest in Kombination mit der Schreibung der Herzstromkurve (wichtig für UV-Effekte, Absinken des diastolischen und systolischen Druckes, für IR-Effekte das Ansteigen der Druckamplitude). Schließlich sei noch auf die fortlaufende Kontrolle des roten Blutbildes hingewiesen, da besonders der Hämoglobinspiegel als gut kontrollierbarer Maßstab für die UV- und IR-Wirkung (Größe der Durchblutungsaktivität in der bestrahlten Körperschale) verwendet werden kann.

10. Gegenindikationen für die Behandlung mit Sonnenlicht und künstlichen Strahlern

Die Vorsicht, die in der unterschwelligen Dosierung ihren Ausdruck findet, ist immer am Platze, wenn die Reizempfindlichkeit eines Menschen erhöht oder seine Widerstandskraft gegenüber Umweltreizen verringert ist. Das ist der Fall bei Bestehen der dystonischen Reizphase und der dystonischen Einengungsphase. Das Maß der Belastungsfähigkeit kann aber regelmäßig durch eine Regulationsprüfung ermittelt werden.

Es ist selbstverständlich, daß man bei allen akuten Krankheitszuständen, die eine vorübergehende Ruhigstellung des Organismus notwendig machen, keine Aktivierungstherapie wie die Lichtbehandlung anwendet. Wenn man dennoch behandelt, etwa im Sinne der bleibenden Therapie, so muß die Bestrahlung fern vom Krankheitsherd wirksam werden, so wie das schon ROLLIER empfohlen hat. Insofern besteht für die Ganzkörperbestrahlung auch mit IR eine relative Gegenindikation bei hochfieberhaften Erkrankungen, bei akuter Kreislaufdekompensation und Herzmuskelversagen (Infarkt), bei allen akuten Infekten, insbesondere bei exsudativen Prozessen der Lungen oder anderer Organe auf tuberkulöser Grundlage. Weitere Gegenindikation für die Bestrahlung mit UV (auch in Form der Mildstrahleranwendung) bilden Erkrankungen wie akute Nierenentzündungen, Dekompensationszustände der Blutbildung (bei perniziöser Anämie, aber auch bei akuten Leukämien, seien sie granulozytär oder lymphozytär), ferner Lymphogranulomatosen, Hautkrebs u. a.

Zu beachten ist ferner, daß UV-Behandlung nicht in Kombination mit Röntgenbehandlung durchgeführt wird. Außerdem ist große Vorsicht im Gebrauch von UV bei Sulfonamidtherapie oder bei Verwenden anderer photo-sensibilisierender Substanzen am Platze (IPPEN, MIESCHER).

Diese Gegenindikationen gelten nicht für die IR-Behandlung. In der Regel ist immer dann, wenn UV-Bestrahlung nicht angezeigt ist, die IR-Behandlung noch möglich. Lediglich bei fieberhaften Prozessen, bei Zuständen also, in denen vollkommene Ruhigstellung des Körpers erforderlich ist, muß auch auf die IR-Therapie verzichtet werden.

Zusammenfassung

Zusammenfassend seien für die Durchführung der Lichttherapie noch einmal folgende Gesichtspunkte hervorgehoben:

1. Licht ist Energiequelle, wie die Nahrung.
2. die absorbierte Energie bewirkt Zunahme der Durchblutungsaktivität im absorbierenden Organ wie jeder andere Umweltreiz.

3. Die absorbierte Energie greift in den örtlichen Stoffwechsel ein, indem sie die Oxydationsvorgänge steigert.
4. Die Zunahme der Oxydationsprozesse verläuft in zwei Phasen, deren Verhältnis zueinander vom Redoxpotential bzw. von der Reduktionsfähigkeit abhängt.
5. Die Reduktionsfähigkeit wird im wesentlichen von der Menge verfügbarer Sulfhydrilsubstanz bestimmt. Von ihr werden die für die Oxydationszügelung notwendigen Wasserstoffvalenzen (Wasserstoffdonator = Sulfhydril) zur Verfügung gestellt.
6. Mit der lichtkatalytischen Wirkung werden zwei wichtige physiologischerweise in ihrem Ausmaß abgestimmte Vorgänge ausgelöst: die Primärphase. Ihr Kennzeichen ist der bis zur dissimilatorischen Oxydation gesteigerte Stoffumsatz. Er wirkt sich vorwiegend nur im Absorptionsorgan selbst aus und verhütet mit wachsender Intensität (und Rasanz) Fernwirkungen. Er besteht als Maximum bei der *kurativen Entzündung*, d. i. die Dermatitis solaris (Verbrennung III. Grades). Die Sekundärphase: ihr Kennzeichen ist die assimilatorische Oxydation. Der Stoffumsatz läßt hier neben dem Pigment andere Stoffe entstehen (Modell Vitamin D), die im Organismus Fernwirkungen entfalten.
7. Auf diese Feststellungen begründet sich die Notwendigkeit, dauernd die Wechselwirkung des Körpers mit der Tageslichtenergie innerhalb unsrer Biosphäre zu sichern. Die Schaffung des *Lichtkleides* sichert nicht nur die abwehrfähige und gesunde Haut, sondern auch die Leistung des Redoxsystems, dessen stärkstes Glied die Sulfhydrillager in der Haut sind. Ihre Leistung wird offensichtlich vorwiegend durch die Wechselwirkung mit dem Tageslicht bzw. einem entsprechenden Ersatz durch tägliche Behandlung mit künstlichen Strahlenquellen gewährleistet.
8. Um die Beurteilung von Indikationen und Gegenindikationen zu erleichtern, fügen wir eine Übersicht (Tabelle IV) am Schluß unserer Erläuterungen an, aus der hervorgeht, welche objektiven Symptome die Frage nach der Regulationsform aufklären können (A). In ihr sind die Erscheinungen beschrieben, die bei der Untersuchung der Hämo-, der Protoplasma- und der Neurodynamik als den drei wichtigsten Betriebsstücken der vegetativen Dynamik bei Bestehen einer bestimmten Regulationsform gefunden werden. Diesen objektiv nachweisbaren Erscheinungen schließt sich eine Übersicht über die subjektiven (B u. C) Äußerungen an, die man mit Hilfe der sog. Schleifstellenanamnese feststellt. Die Übersicht dient daher dem Ziel, dem Leser das Erkennen der Regulationsform und ihrer Wandlung unter der Bestrahlungstherapie zu erleichtern. Schließlich wird zusammengefaßt noch einmal in einer Übersicht die Indikation für Ganzkörperbestrahlung bei den verschiedenen Formen der dystonischen Entgleisung gegeben (D).

A

Überwiegen der introvertierenden Strömung in Regulationsgefüge: UV-Empfindlichkeit, IR-Hunger

Volumtyp (bei Bewegung)
(im großen Kreislauf)

Hämodynamik:

Niederspannung — Volumarbeit
(Hochspannung im kleinen Kreislauf
Kapillarraum im Hauptschluß
(A.V.-Anastomose im Nebenschluß)
Flaches Strömungsgefälle von innen nach außen (extrovertierend)
Langsame Strömungsgeschwindigkeit (auch bei höherer Beanspruchung)
Herzarbeit (li Kammer):
ohne Widerstand (weiche Arbeit)
(re Kammer: hart)
Rechtsüberwiegen in Herzstromkurve
Kymogramm: Stumpf-Typ I (Ruhe)
Zwerchfell: inspiratorische Haltung (epig. Winkel > als Re)

Protoplasmadynamik:

Histotrope Arbeitsweise (animal. System)
Verstärkte Assimilation im animal. System (nur bei Bewegung bis zur Stufe II)
Ergotrope Arbeitsweise und
Verstärkte Dissimilation im Vegetationsraum (besonders bei Körperruhe)

Chemie:

Ruhe-nüchtern:
Alkalose über 65—70 Vol.%
Cholesterinspiegel niedrig (120 mg%)
Calzium unter 10 mg%
Blutzucker unter 110 mg%
STAUB-TRAUGOTT: flache Kurve (gehemmte Glykogenmobilisation)
Ausschüttung von Substanz:
karg
sparsam
ökonomisch
nur unter langdauernder Bewegung

Hämoglobin: 80—90%
Erythrozyten: 4,0
Substanzansatz im animal. System (Muskel, Fett): langsam, zögernd, geringe Entwicklung
Gewicht unter Körpergröße
Neigung zu Appetitlosigkeit (bei Bewegungsmangel)
Entwicklung der leptosomen Konstitution (Hyplopasie des animalischen Systems bei Neigung zu Pigmentation und Hyperkeratose; Pigment dunkel- bis schwarzbraun)

Überwiegen der extrovertierenden Strömung im Regulationsgefüge: IR-Empfindlichkeit, UV-Hunger

Drucktyp (bei Bewegung)
(im großen Kreislauf)

Hämodynamik

Hochspannung — Druckarbeit
(Niederspannung im kleinen Kreislauf)
Kapillarraum im Nebenschluß
(A.V.-Anastomose im Hauptschluß)
Steiles Strömungsgefälle von innen nach außen (extrovertierend)
Schnelle Strömungsgeschwindigkeit (schon bei kleinerer Beanspruchung)
Herzarbeit (li Kammer):
mit Widerstand (harte Arbeit)
(re Kammer: weich)
Linksüberwiegen in Herzstromkurve
Kymogramm: Stumpf-Typ II (Ruhe)
Zwerchfell: exspiratorische Haltung (epig. Winkel < als Re)

Protoplasmadynamik:

Ergotrope Arbeitsweise (animal. System)
Verstärkte Dissimilation im animal. System (besonders bei Bewegung)
Histotrope Arbeitsweise
Verstärkte Assimilation im Vegetationsraum (besonders bei Körperruhe)

Chemie:

Ruhe-nüchtern:
Azidose unter 65—70 Vol.%
Cholesterinspiegel höher (160 mg%)
Calzium über 10 mg%
Blutzucker über 110 mg%
STAUB-TRAUGOTT: steile Kurve (enthemmte Glykogenmobilisation)
Ausschüttung von Substanz:
großzügig
oft unökonomisch
bei geringem Bewegungseinfluß

Hämoglobin: 90—100%
Erythrozyten: 4,5—6,0
Substanzansatz im animal. System (Muskel, Fett): schnell, verstärkt, starke Entwicklung
Gewicht über Körpergröße
Neigung zu Appetit (Freßsucht) (auch bei Bewegungsmangel)
Entwicklung der eurysomen Konstitution (Hyperplasie des animalischen Systems bei Neigung zu Hypoplasie der Hautdecke und Rötungsneigung)

B

Volumtyp

Neurodynamik:

Vagische Steuerung verstärkt
Verstärktes Introvertieren (Neigung)
(introvertierendes Strömungsgefälle)
Zögerndes Extrovertieren (nur mit Willensanspannung: Klimmzug oder durch Bewegungsreize von längerer Dauer)

Leistung:

Ruhe (und Bewegungsmangel):
Vegetationsraumüberlastung
Schonung der animalischen Leistung
Bewegung:

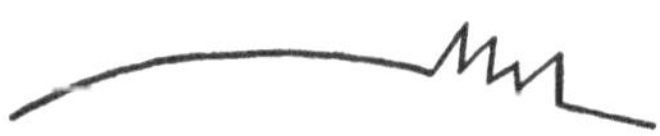

Leistungsmaximum

müde Tätigkeit
Langsames Anlaufen — Ermüdung spät
Hochleistung verspätet (Spätzünder). Vegetationsraum entlastet und ruhiggestellt mit zunehmender Bewegung. Animalisches System in histotroper Ökonomie beansprucht
Leistungsneigung (Sport):
[ausdauernd, zäh, lange-mittlere Strecke, Skilangläufer (Steher)]
Abneigung gegen plötzliche Beanspruchung, keine Kraftleistung
Introvertierende Dynamik verstärkt
Extrovertierende Dynamik gehemmt
Ruhedynamik verstärkt (enthemmt)
(do. Bewegungsmangel)
Schlaf: sehr tief, morgens langsam anlaufend
Bewegungsdynamik gehemmt

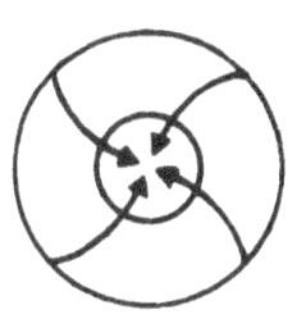

Tendenz:

Ruhe verstärkt
Introvertieren
Zögernde Energieabgabe
Überlastungsschäden: Vegetationsraum
Schonungsschäden: animal. System
Kontaktfläche zur Umwelt:
Neigung zu Bräunung der Haut verstärkt. Rötung tritt bei eutonischem Verhalten zurück. Neigung zu schneller Bildung einer Lichtschwiele

7 Drucktyp

Neurodynamik:

Sympathische Steuerung verstärkt
Verstärktes Extrovertieren (Neigung)
(extrovertierendes Strömungsgefälle)
Zögerndes Introvertieren (nur mit Willensanspannung: Zwang zur Ruhe oder durch Körperruhe von längerer Dauer: Schlaf)

Leistung:

Ruhe (und Bewegungsmangel):
Vegetationsraum in histotroper Ökonomie (mit zunehmender Schlaftiefe). Animal. System: geschont, ruhiggestellt

Bewegung:

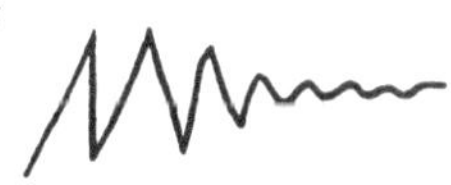

Ermüdung

Leistungsmaximum
Sofortiges (impulsives) Anspringen
Ermüdungspausen (oft unmerklich, kurzdauernd).
Hochleistung anfangs (Frühzünder). Ermüdung bei Abnehmen der Leistungsamplitude
Leistungsneigung (Sport):
kurze Kraftleistung
(Gewichtheber, Fighter, kurze Strecke)
Abneigung gegen Dauerbeanspruchung, keine Steher → Unruhe
Extrovertierende Dynamik verstärkt
Introvertierende Dynamik gehemmt
Ruhedynamik gehemmt (auch bei Bewegungsmangel im Schlaf, geringe Schlaftiefe, morgens: sofort hell wach)
Bewegungsdynamik verstärkt (enthemmt). Geringe Bewegungsreize bringen sie verstärkt in Gang

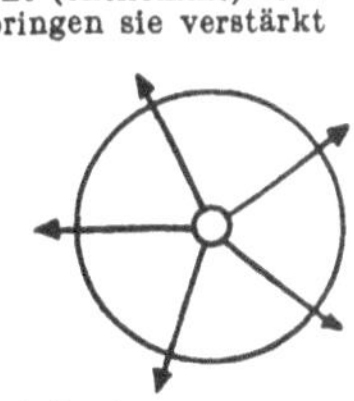

Tendenz:

Bewegung verstärkt
Extrovertieren
Verstärkte Energieabgabe
Überlastungsschäden: animal. System
Schonungsschäden: Vegetationsraum
Kontaktfläche zur Umwelt:
Neigung zum Hauterythem verstärkt. Bräunung entwickelt sich verzögert, gewöhnlich in Form eines Rotbraun. Langsame Bildung einer Lichtschwiele

C

Schleifstellensymptome bei dystonischer Entgleisung

Volumtyp (Ausgleich der Entgleisung durch IR)	Drucktyp (Ausgleich der Entgleisung durch unterschwellige Behandlung mit UV)
Neigung zu	Neigung zu
Heißhunger bei Bewegung (Dauer)	Freßsucht (auch im Zustand der Körperruhe)
Appetitmangel bei Ruhe (Dauer)	dauernder Hunger und Appetit (auf alles)
geringes Füllungsvolumen in animal. System	großes Füllungsvolumen im animal. System
großes Füllungsvolumen im Vegetationsraum	geringes Füllungsvolumen im Vegetationsraum
Kälteempfindlichkeit (bei Ruhe)	Wärmeempfindlichkeit
Wärmebedürfnis	Kühlungsbedürfnis
Infrarothungrig (besonders bei Körperruhe)	Infrarotempfindlich
UV-Gefährdung	UV-bedürftig
Bräunung betont	Rötung betont
Schwitzen von Händen und Achselhöhlen (dünner, wäßriger Schweiß)	Körperschwitzen (stinkender, klebriger Schweiß)
Blasser Schreck (stille Aufregung)	*Roter* Schreck (laute Aufregung)
Grüblerisch verhalten, zurückhaltend, egozentrisch, infolge Abriegelung nach außen. Beschäftigen mit sich selbst, geringe Kontaktfähigkeit (nur durch Willensanspannung), kaum fähig zum „Schattieren", Denken in absoluten Werten, abstrakt, in Ideen (weltfremd), Fehlen des impulsiven Affektes	Impulsiv, Herz auf Zunge, ohne Zurückhaltung, zugewendet, kontaktfähig, egoistisch (durch gesteigerten Impuls). Wollen alles selbst tun. Überlassen anderen etwas nur bei Willensanspannung. Intuitives Denken in Schattierungen, gegenständlich auf das Nächstliegende gerichtet. Starke, impulsive Affekte
Erregung: „kalte" Explosion, hart, grausame Wut	Erregung: „heißer" Zorn des warmen Herzens

D

Ganzkörperbestrahlung bei folgenden Veränderungen:

I. Allgemeinbestrahlung mit unterschwelliger Dosis (40—60% der Erythemschwelle):

1. Alle Zustände, die mit gesteigertem Sympathikotonus einhergehen: z. B. Hypertonie, Polyzythämie, Polyglobulie.
2. Akute Zustände des rheumatischen Krankheitskreises (auch solche, die mit Fieber einhergehen).
3. Grundumsatzsteigerungen, Dysthyreosen.
4. Neurotische Übererregbarkeitszustände.
5. Diabetes (mit Ausnahme des jugendlichen Diabetes).

II. Allgemeinbestrahlung bei und oberhalb der Erythemschwelle:

1. Alle Zustände mit erhöhtem Vagotonus, z. B. die Hypotonie aus Bewegungsmangel sowie die der Konstitution und der Rekonvaleszenz nach Infektionskrankheiten.
2. Chronische mit Kälteüberempfindlichkeit einhergehende rheumatische Erkrankungen wie z. B. Ischias, Arthrosen, Myalgien und Neuralgien.
3. Leiden aus chronischer Überlastung der Organe des Körperinnenraumes (Vegetationsraumes), so Ulkusleiden des Magens und des Zwölffingerdarms, Asthma bronchiale, bei Frauen Unterleibserkrankungen, ferner Anämien (außer Perniziosa).

In allen Fällen unter II. ist eine Intensivierung des UV-Effektes durch Verstärkung des Infrarotanteils (Hinzufügen eines oder mehrerer Therathermstrahler) angezeigt. Und zwar sollte man als allgemeines Merkmal den Infrarotanteil um so mehr verstärken, je schneller und ausgiebiger eine Pigmentierung der Haut als Ultraviolotteffekt erfolgt. Dieses Vorgehen ist in der Regel bei stark vagoton, nie aber bei sympathikoton gesteuerter Reaktionslage angezeigt.

Literatur

ACKERMANN, Joh. Christ. Gottlieb: „Von den Krankheiten solcher Personen, die in Fabriken arbeiten", zit. aus Lehrbuch d. Arbeitshygiene Bd. I S. 9 von Franz Koelsch

AMELUNG und VOGT: Einführung in die Balneologie und medizin. Klimatologie, Springer-Verlag 1952, S. 125—130

AMELUNG und STANGER: Beeinflussung vegetativer Störungen durch künstl. Strahler, Münch. Med. Wschr. 11 (1952).

AMELUNG, W., R. LOTZ und L. SCHMIDT: Kreislaufanalyt. Untersuchungen zur Diagnostik und Therapie vegetativer Störungen, Dtsch. Arch. klin. Med., **201**, 568—581 (1954).

AMELUNG, W.: Bioklimatik des Schattens, Med. Welt **17** (1943).

AMSTADT, E.: Die Heliotheraphie der nicht tuberkulösen Affektionen, Schweiz. med. Wschr. **5** (1922).

BACH, H.: Behandlung von Wunden, auch Brandwunden mit UV-Licht, Med. Welt, **9** (1935).

BACH, H. und F. ROHR: Anleitung und Indikationen für Bestrahlungen mit der Quarzlampe „Künstliche Höhensonne", 25. Auflage, Leipzig 1941

BACHEM, A.: Die Lichtdurchdringung der menschlichen Haut, Strahlentherapie **39** (1931)

BASCH: Die Einwirkung des ultravioletten Quarzlampenlichtes auf den Blutdruck mit Bemerkungen über eine therapeutische Verwendung bei Allgemeinerkrankungen, Dtsch. med. Wschr. (1911).

BERNHARD, O.: Wundbehandlung durch Insolation und Eintrocknung, Münch. Med. Wschr. 1 (1904).

BERNHARD, O.: Heliotherapie der Tuberkulose, Strahlentherapie **48**, 601 (1933).

BIRKMEYER, W. und W. WINKLER: Klinik u. Therapie der vegetativen Funktionsstörungen, Wien 1951

BOOTH, v. MURALT und STÄMPFLI: Die photochemische Wirkung des UV auf isolierte einzelne Nervenfasern, Helv. phys. pharmacol. acta **8** (1950).

BÜTTNER, K.: Physikalische Bioklimatologie, Leipzig 1938

COBLENTZ, W. W.: Über die Messung der UV-Anteile des Sonnenlichtes für medizinische Zwecke, Strahlentherapie **55** (1936).

DANIEL, O.: Die kombinierte UV-Infrarot-Bestrahlung im Rahmen der konservativen Therapie der Thyreotoxikosen (zugleich ein Hinweis zur Grippeprophylaxe), Strahlentherapie **95** (1954).

DORNO, C.: Tägliche, jährliche und säculare Schwankungen der Sonnenstrahlung in Davos, Conférence internationale de la Lumière (1928).

DORNO, C.: Physik der Sonnen- und Himmelsstrahlung, Strahlentherapie **9** (1919) und **10** (1920).

ELLINGER, F.: Die Lichtempfindlichkeit der menschlichen Haut, ihre Bestimmung und Bedeutung für die lichtbiolog. Konstitutionsforschung, Strahlentherapie **44** (1933).

ELLINGER, F.: Die Bedeutung der Hautkapillaren für die Lichtempfindlichkeit, Klin. Wschr. **13** (1934).

ELLINGER, F.: Die Histaminhypothese der biologischen Strahlenwirkungen, Schweiz. med. Wschr. **81** (1951).

ELLINGER, F.: Die biologischen Grundlagen der Strahlenbehandlung, Berlin 1935

FINSEN, Niels: Licht, Hosp. Tid. K'hvn. 1893, 1894, 1895

FINSEN, Niels: Licht in der Medizin, Kopenhagen 1896

FREERKSEN, E.: UV-Strahlen bei der Tuberkulose, Strahlentherapie 88 (1952).

GIERSBERG, H. und LOTZ, R. G. A.: Die Wirksamkeit der UV- und IR-Strahlung einschließlich des sichtbaren Lichtes, Zschr. Naturforsch. **3b** (1948).

GIERSBERG, H. und LOTZ, R. G. A.: Strahlentherapie **86**, 158 (1951).

GIERSBERG, H. und LOTZ. R. G. A.: Arch. physik. Therap. **5**, 71 (1953).

GÖRLICH, P.: Über lichtempfindliche Organe für die Messung von Strahlungsintensitäten im ultravioletten Spektralbereich, Arbeitstg. Biophys. 3.—5. VII. 53 Greifswald

GRAUL, E. H.: Biophysikalische Probleme bei der Strahlentherapie des Lupus vulgaris, Strahlentherapie 88 (1952).

GRAUL, E. H.: Die Anwendung der UV-Therapie in der Dermatologie, Strahlentherapie **95** (1954).

GREMELS, H.: Pharmakologie der Herzinsuffizienz, Verh. Dtsch. Ges. Kreisl.-Forsch. XII. Tgg. 1939, S. 311

GRIFFIN, A. C., DOLMAN, V. S., BÖHLKE, E. B., BONNART, P., TALMA, E. L.: The effect of visible Light on the Carcinogenicity of Ultraviolet Light, Cancer Res. **15** (1955).

HAMBURGER, CH., K. G. HANSEN und P. V. MARCUSEN: Influence of ultraviolet Irradiation on the Urinary Excretion of 17-Ketosteroids in Man, Acta endocrinol. K'hven. **11** (1952).

HAMPERL, H., HENSCHKE, U. und SCHULZE, R.: Über den Primärvorgang bei der Erythemerzeugung durch ultraviolette Strahlung, Naturwiss. **27** (1939).

HANKE, W.: Die Beeinflussung der Tonuslage des vegetativen Systems durch Bestrahlung mit ultraviolettem Licht, I. Mittlg.: Strahlentherapie **89**, 3 (1952), II. Mittlg.: Strahlentherapie **89**, 4 (1953).

HANSEN, K. A.: Bemerkungen über Lichtbehandlung und Vorschläge zur Einführung von UV-Dosimetrie, Strahlentherapie 88 (1951).

HANSEN, TH.: Über die physiologische Wirkung des Lichtes auf den Organismus, Klin. Wschr. 1469 (1922).

HASSELBALCH, K. A.: Wirkungen des chem. Lichtbades auf Respiration und Blutdruck, Skand. Archiv Phys. **431** (1905).

HASSELBALCH, K. A.: Chemische und biologische Wirkung der Lichtstrahlen, Strahlentherapie **2** (1913).

HAUSMANN, W.: Über Strahlenhaemolyse, Strahlentherapie **9** (1919).

HAUSSER, J.: Über spezifische Wirkungen des langwelligen UV-Lichtes auf die menschliche Haut, Strahlentherapie **62** (1938).

HAUSSER, K. W.: Strahlung und Lichterythem, Leipzig: Akad. Verlagsgesellschaft 1934

HEBENSTREIT, H.: Leistungssteigerung im Bergbau, Gesundheitsführung 1 (1939).

HELLER, W.: Experimentelle Untersuchungen über den Lichtkrebs, 1. Mittlg. Strahlentherapie **81** (1950).

HELMKE, R.: Über die Herabsetzung oder Steigerung der UV-Empfindlichkeit der menschlichen Haut bei gleichzeitiger IR-Bestrahlung, Strahlentherapie **75**, 141 (1944), **76**, 648 (1947), **77**, 311 (1948), **77**, 477 (1948).

HENSCHKE, U.: Untersuchungen über die Strahlungsquellen für die Lichttherapie, (Berlin 1940)

HENSCHKE, U.: Erfahrungen mit Bestrahlungsanlagen, Strahlentherapie **71**, 375 (1942).

HENSCHKE, U.: Die Grundlagen der Ultraviolett-Therapie, Licht **12**, 49 (1942).

HENSCHKE, U. und SCHULZE, R.: Wirkung der Sonnenstrahlen auf die Haut, Strahlentherapie **64**, 43 (1939).

HENSCHKE, U. und SCHULZE, R.: Physikalische und biologische Untersuchungen an künstl. Ultraviolettstrahlern, Strahlentherapie **72**, 93 (1942).

HENSCHKE, U. und SCHULZE, R.: Die biologischen Wirkungen der optischen Strahlen, in „Naturforschung und Medizin in Deutschland 1939—1946" Bd. **21**, Biophysik. Teil I, S. 114.

HENSCHKE, U. und SCHULZE, R.: Künstliche Sonnenbäder, Sauna und Sportanlagen als Vorbeugungsmaßnahmen bei der Truppe, Dtsche. Militärarzt **7** (1944).

HENSCHKE, U. und SCHULZE, R.: Methodik von Erythem und Pigmentversuchen, Strahlentherapie **63** (1938).

HENSCHKE, U. und SCHULZE, R.: Über Pigmentierung durch langwelliges UV, Strahlentherapie **64** (1939).

HETTINGER, TH. und E. SEIDL: Ultraviolettbestrahlung und Trainierbarkeit der Muskulatur, Zschr. angew. Physiol. **16** (1956).

HOLTZ, F. und PUTSCHAR: Münch. med. Wschr. 1059 (1930).

HOLTZ, F.: Das Licht in seiner Bedeutung f. d. experimentelle Krebsforschung, Strahlentherapie **66** (1939).

HOLTZ, F.: Pharmakologie der ultravioletten Strahlung, Strahlentherapie **83** (1950).

HOLTZ, F. und TH. v. BRAND: Beitrag zur Dosierung der Höhensonnenbestrahlung, Klin. Wschr. **11** (1932).

HOLTZ, P.: Klin. Wschr. 1633 (1933).

HOLTZ, P.: Pflügers Archiv Physiol. **266** (1931).

HULDSCHINSKY, K.: Die Ultraviolett-Therapie der Rachitis, Strahlentherapie **11** (1920).

IPPEN, H.: Die Rolle des Lichtes bei der Entstehung von Berufsdermatosen, In Editio Cantor K. S. Aulendorf, Württemberg 4. Bd. (1956) S. 235.

JESIONEK, A.: Zur Lichtbehandlung des Lupus, Dtsch. med. Wschr. **18** (1914).

JESIONEK, A.: Richtlinien der modernen Lichtbehandlung, Strahlentherapie **7** (1916).

JÜNGLING, O.: Allgemeine Strahlentherapie, Stuttgart 1938.

KERN, J.: Ein neues Ultraviolett-Bestrahlungsgerät mit einem Xenonhochdruckstrahler als Strahlenquelle, Strahlentherapie **95** (1954).

KLEIN, E.: Ergebnisse statistischer Untersuchungen über die Steigerung der Leistungsfähigkeit durch Ultraviolettbestrahlung von Schulkindern, Strahlentherapie **95** (1954).

KLEIN, E.: Erfahrungen mit Massenbestrahlungen von Schulkindern, Strahlentherapie 88, 557 (1951).

KLEIN, E. und WEIS: Statistische Untersuchungen über die Steigerung der Leistungsfähigkeit durch Ultraviolettbestrahlung, Arbeitsphysiol. **15**, 85 (1953).

KLEIN, E., E. O. SEITZ und A. E. H. MEYER in Ergebnisse und Fortschritte auf dem Gebiet der Anwendung der ultravioletten und infraroten Strahlung in der Medizin, Verlag Th. Steinkopff, Dresden und Leipzig 1955.

KOHLER, E.: Der jetzige Stand der Heliotherapie der Tuberkulose, Med. Mschr. **10**, 670 (1953).

KOHLER, E.: Technik und Indikationen der Heliotherapie, Heilkunst **7** (1954).

KOLLATH, W.: Über die hygienische Bedeutung des Lichtes, insbesondere über den Verwendungsbereich UV-durchlässiger Fenstergläser in der Großstadt, Arch. Hyg. **101**, 287 (1929).

KREFFT, H.: Darstellung und Anwendung künstlicher Sonnenstrahlung, Licht **12**, 42 (1942).

KREFFT, H., K. LARCHÉ und A. RÜTTENAUER: Eine neue Strahlungsquelle für Ultraviolettbestrahlung. Das Licht **7** (1937).

KÜLLMER, W., L. PEUKERT und W. SCHULTZE: Künstliche Allgemeinbestrahlung mit Ultravitaluxlampen bei Hauttuberkulosen im Winter 1938/39, Strahlentherapie **66** (1939).

KUNZE, H. M.: Wie lange soll man sonnenbaden? Zschr. ärztl. Fortb. **16** (1941).

KUNZE, H. M.: Interessante Erfahrungen aus einem Betrieb während der Grippe-Epidemie 1952, Zbl. Arbeitsmed. Darmstadt (1953).

KUNZE, H. M.: Der Einfluß von ultravioletten und infraroten Strahlen auf die vegetative Dynamik, insbesondere auf die Blutzuckerregulation, Acta neuroveget. Wien 1954.

KUNZE, H. M., R. NELLE, H. D. SCHULZ-METHKE, Die Strahlentherapiegeräte auf dem deutschen Markt, in „Medicinal-Markt" Fachblatt f. Med.-Techn. Bedarf Berlin 8 (1954).

KUNZE, H. M.: „Zivilisationsanheliose", Aus dem Arbeitsmedizin. Labor. d. Osram-GmbH. 1953.

KUNZE, H. M.: Zur klinischen Problematik der UV- und IR-Therapie, Therap. Woche, Karlsruhe 429 (1955).

KUNZE, H. M.: Der Ausgleich der Verluste an Strahlungsenergie im zivilisierten Dasein, Hippokrates **25** (1924).

KUNZE, H. M.: Die regulativen Wechselbeziehungen innerhalb der Hämodynamik, Arch. phys. Therap. (1950).

KUNZE, H. M.: Kreislauf-Dystonie als Therapieproblem, Hippokrates **2—4** (1956).

KUNZE, H. M.: Die vegetative Dystonie in ihrem Einfluß auf die Hauptfunktionssysteme des Organismus, Hippokrates **21** (1957).

KUNZE, H. M.: Die einfache hämodynamische Regulationsdiagnostik, zugleich ein Beitrag zur Diagnose der funktionellen Konstitution. Walter de Gruyter & Co., Berlin 1959.

LANGENDORFF, H. und W. LORENZ: Das ultraviolette Licht als unspezifischer Reiz, Strahlentherapie **89** (1952).

LARCHÉ, K.: Ein neuer Ultraviolettstrahler. Die Umschau **45** (1938).

LARCHÉ, K.: Gemeinschaftsbestrahlung mit künstlichem Sonnenlicht. ETZ Bd. **65**, 143 (1944).

LARCHÉ, K.: Der Osram-Ultra-Vitalux-Strahler (Zusammenfassende Darstellung) in Techn. wissenschaftl. Abhandlungen der Osram-Gesellschaft. Springer-Verlag 1953, 48.

LARCHÉ, K.: Die Ultravitaluxlampe mit Innenreflektor, eine neue Lichtquelle für künstliche Sonnenstrahlung, Licht **12**, 43 (1942).

LEBEDJEWA, W. M.: Anwendung der Methode des fraktionierten UV-Erythems bei entzündlichen gynäkologischen Erkrankungen, Zschr. Geburtshilfe u. Gynäkologie, Moskau 1954.

LEHMANN, G.: Einfluß der Ultraviolettbestrahlung auf den Arbeitsstoffwechsel und die Arbeitsfähigkeit des Menschen, Strahlentherapie **48** (1933).

LEHMANN, G.: Die Bedeutung einiger Wellenlängenbereiche für die leistungssteigernde Wirkung der UV-Bestrahlung, Strahlentherapie **59** (1954).

LEHMANN, G.: Der Einfluß der Ultraviolettbestrahlung auf Arbeitsstoffwechsel und Arbeitsfähigkeit, Strahlentherapie **83** (1950).

LEHMANN, G.: Allgemeine gesundheitsfördernde Wirkung der Ultraviolettbestrahlung, Therap. Woche Karlsruhe 6, 30 (1955).

LEHMANN, G. und SZAKALL: Der Einfluß der UV-Bestrahlung auf den Arbeitsstoffwechsel und die Arbeitsfähigkeit des Menschen, Arbeitsphysiolog. **5**, 278 (1932).

LEHMANN, G. und B. v. RAJEWSKI: Die Steigerung der Leistungsfähigkeit durch monochromatische Ultraviolettbestrahlung, 1. Internat. photobiolog. Kongreß Amsterdam 1954, S. 382.

LINDHARD, J.: Concerning the Influence of ultraviolet Light on the Circulation in Man, Scand. Arch. Physiol. **30** (1913).

LIPROSS, O.: Gewebstemperaturen, I. Mitteilg. Zschr. Klin. Med. **140** I (1942) 379, II. Mitteilg. Zschr. Klin. Med. **141** IV 485 (1942).

LÖNNE, F.: Ein Vorschlag zur Hebung von Gesundheit und Arbeitsfreude unserer Bergleute, Deutsche Bergwerkszeitung **64** (1930).

LÖNNE, F.: Neue Vorschläge zur Gesunderhaltung des Bergmannes, Deutsche Bergwerkszeitung 1938.

LOTZ, R. G. A.: Neue Forschungen über die Wirkung einer kombinierten Ultraviolett- und Infrarotbestrahlung, Arch. physikal. Therap. **3**, **6**, 351 (1951).

LUKIESH, M.: Artificial sunlight, New York 1931.

MARCHIONINI, A. und HÖVELKORN, C.: Über den Einfluß von Ultraviolettlicht-Bestrahlungen auf den Kohlehydratstoffwechsel, Klin. Wschr. **14**, 1387 (1935).

MARK, R. E.: Klinik und Therapie der vegetativen Dystonie, Wien, Springer Verlag 1954

MASSENBACH v., W. und G. SAFFE: Der Einfluß einer sonnenähnlichen Strahlenquelle auf den Eiweißstoffwechsel, Strahlentherapie **72** (1943).

MEYER, H. A. E. und E. O. SEITZ: Ultraviolette Strahlen, ihre Erzeugung, Messung und Anwendung in Medizin, Biologie und Technik, Berlin, Walter de Gruyter & Co.

MIESCHER, G.: Strahlenphysiologie der Haut, Strahlentherapie **66** (1939).

MIESCHER, G.: Lichtgewöhnung und Lichtkrebs bei der weißen Maus, Zschr. Krebsforsch. **49**, 399 (1940).

MIESCHER, G.: Zur Histologie der lichtbedingten Reaktionen, Dermatologica **115**, 3 (1957).

MURALT, v., und STÄMPFLI: Die photochemische Wirkung von UV-Licht auf den erregten Ranvierschen Knoten der einzelnen Nervenfaser, Helv. phys. pharmak. acta **11**, 182 (1953).

PARADE, G. W. und H. OTTO: Die Beeinflussung der Leistungsfähigkeit durch Höhensonnenbestrahlung, Zschr. Klin. Med. **137** (1939).

PELARGUS, T.: Leistungssteigerung im Bergbau durch zeitgemäße Bestrahlungsanlagen, „Glückauf"-Zeitschrift **44**, 645 (1942).

PFEIFER, H.: Die Einwirkung der UV-Strahlung auf den Blutkalkspiegel, Med. Klinik **38**, 512 (1942).

PFLEIDERER, H.: Medizinische Grundlagen der Lichttherapie, Handb. d. Lichttechnik 2. Teil, Berlin 1938.

PFLEIDERER, H.: Ultraviolettstrahlung in der Bioklimatologie, Strahlentherapie **83**, 118 (1950).

PINCUSSEN: Über die Einwirkung der Bestrahlung mit Mischungen von UV und sichtbarem Licht auf den Stoffwechsel der Kohlehydrate, Strahlentherapie **51** (1934) 537.

RADNÓT, M.: Die Wirkung der Belichtung auf das neuroendokrine System, Acta morphol. Akad. Scient. Hungaricae 1955, T V, Fasc. 3—4, Budapest.

RADNÓT, M. und T. ORBÁN: Die Wirkung der Belichtung auf die sekundären sexuellen Merkmale, Budapest Acta morpholog. 1955 T VIII Fasc. 3—4.

RADNÓT, M. und T. ORBÁN: Die Wirkung des Lichtes auf die Funktion der Schilddrüse, Acta morpholog. 1956 Budapest, T VI, Fasc. 4.

RADNÓT, M., E. WALLNER und E. v. TORÖK: Die Wirkung des Lichtes auf die Nebennierenrindenfunktion, Acta medica Academiae Scientiarum Hungaricae Budapest 1956 T IX Fasc. 3.

RAJEWSKY, B.: Aktuelle Fragen der Ultraviolett-Forschung, Arbeitstgg. über Ultraviolett-Therapie 1950 in Hanau, Sonderdruck Strahlentherapie **83**, Heft 1, 104

RAJEWSKY, B.: Die Strahlungsreaktion des Eiweißes und die Erythemwirkung, Strahlentherapie **29**, 759 (1928), **33**, 362 (1929), **34**, 582 (1929).

ROFFO, A. H.: Krebs und Sarkom durch UV und Sonnenstrahlen, Krebsforschung Bd. **41**, 448 (1955).

ROLLIER, A.: Technik und Dosierung der Heliotherapie, Strahlentherapie **61**, 529 (1938).

ROLLIER, A.: Die Heliotherapie, 45jährige Erfahrungen mit der Sonnenkur, insbesondere bei der chirurg. Tuberkulose, Urban & Schwarzenberg, München—Berlin.

ROLLIER, A.: Der heutige Stand der Heliotherapie, Strahlentherapie **88**, 442 (1952).

RONGE, H. E.: Körperliche Leistungssteigerung durch systematische UV-Bestrahlung, Strahlentherapie 88, 563 (1951).

ROTHMANN, St.: Untersuchungen über die Physiologie der Lichtwirkungen, Zschr. exp. Med. **36**, 398 (1924).

RÜTTENAUER, A.: Die ultraviolette Strahlung der Glühlampe, ihre Bedeutung und Messung mittels Kadmiumzelle und Elektrometer, Licht und Lampe **5** (1929).

RÜTTENAUER, A.: Therapeutische Bestrahlungslampen, Sonderdruck im Handbuch der Lichttechnik, Springer-Verlag 1938, S. 986.

SCHLIEPHAKE, E.: Indikationen und Gegenindikationen der Höhensonnenbehandlung, Zschr. ärztl. Fortbildung **36**, 397 (1939).

SCHLIEPHAKE, E. und R. SMETS: Physikalische Therapie, Balneologie und Lichttherapie, Münch. med. Wschr. **96**, 1103 (1954).

SCHREIBER, H.: Die Wellenlängenabhängigkeit des lichtbiologischen Effektes, Strahlentherapie **77** (1948).

SCHULTZE, E. G.: Über Erfahrungen bei der Ultravitaluxbestrahlung, Strahlentherapie **93** (1954).

SCHULTZE, W.: Klima d. Lichtbehandlung Hautkranker einschl. Haut-Tb, Strahlentherapie **66** (1939).

SCHULZE, E.: Die Bedeutung der Vitamine für Schilddrüse und thyreotropen Anteil des Hypophysenvorderlappens, Klin. Wschr. **21** (1942).

SCHULZE, R.: Die biologisch wirksamen Komponenten des Strahlungsklimas, Naturwissenschaften **34** (1947).

SCHULZE, R.: Gewöhnung und Umstimmung der menschlichen Haut bei Bestrahlung mit Sonne und Ultra-Vitaluxlampe, Strahlentherapie **86** (1951).

SEIDL, E.: Ultraviolettbestrahlung und Muskeltraining, Strahlentherapie **101** (1956).

SEITZ, E. O.: 50 Jahre UV-Forschung, Elektromedizin **I**, 2 (1956).

SIGMUND, R.: Die Wirkung ultravioletter Strahlen auf die Reaktionszeit des Menschen, Strahlentherapie **101** (1956).

SPELLERBERG, B.: Sportliche Leistungssteigerung durch systematische UV-Bestrahlung, Strahlentherapie 88 (1956).

SPELLERBERG, B.: Systematische UV-Bestrahlung als Hilfsmittel beim sportlichen Training, Strahlentherapie **95** (1954).

SPODE, E.: Untersuchungen über die Strahlenreaktion des Blutes, Strahlentherapie **93** (1954), **94** (1954), **96** (1955).

STURM, A.: Einfluß der Strahlenenergie auf Hirnstammgebilde (Starkstrom, Hitze, Sonnenlicht und Röntgenstrahlwirkung), Strahlentherapie **70** (1941).

SUTTER, E.: Der Einfluß des Großstadtdunstes auf das Strahlungsklima insbesondere im UV, Strahlentherapie **34**, 660 (1939).

TRONNIER, H.: Über die UV-Reaktion an der menschlichen Haut, Berlin, Med. Verlagsanstalt GmbH. 1957.

VAHLE, W.: Optische Grundlagen der Lichttherapie und der in der Lichtbehandlung gebräuchlichen Lichtquellen, Strahlentherapie **1** (1925).

VILTER, V.: Modifications du système mèlanique chez les Axolotes usw., siehe Rollier Comptes rendus des séances de la Société de biologie, **108** (1931).

WELS, P.: Über die belebende Wirkung des Lichtes, Klin. Wschr. 589 (1939).

WELS, P.: Über eine katalytische Lichtwirkung in der Haut, Strahlentherapie **60** (1939).

WELS, P.: Die Wirkung des Lichtes auf den Menschen, Strahlentherapie **75** (1944).

WELS, P.: Sulfhydrilhypothese der mediz. Lichtwirkungen, Forschung und Fortschritt **23**, 309 (1950).

WELS, P.: Lichtwirkungen in pharmakol. und physiolog. Zusammenhängen, Strahlentherapie **90**, 3 (1953).

WIELE, S.: Erste Untersuchungsergebnisse auf Grund der Bestrahlungsanlage auf der Schachtanlage „Sälzer Amalie“ in Essen, Gesundheitsführung **2**, 107 (1940).

WITTE, E.: Über die quantitativen und qualitativen Unterschiede in der Strahlung von Natursonne und therapeutisch benutztem Kunstlicht sowie über eine neue Lampe zur künstlichen Herstellung prakt. sonnengleichen Lichtes, Strahlentherapie **58** (1937).

Spezielle Infrarot-Literatur

BÜTTNER, K.: Strahlentherapie **55** (1936), **58** (1937).

FLECK, N.: Infrared in Relation to Skin and Underlying tissue, A. Bibliography Washington 1952.

HOFMANN, G.: Untersuchungen über die Gewebsdurchlässigkeit für rote und infrarote Strahlen, Strahlentherapie **65** (1939).

MERKELBACH, O.: Die biologische Bedeutung der infraroten Strahlen, Basel, B. Schwabe 1937.

MIESCHER, G.: Die Wirkung des sichtbaren und infraroten Lichtes auf die Haut, Strahlentherapie **61** (1938).

MÖHRING, R. und E. WITTE: Über den Einfluß des sichtbaren und infraroten Lichtes einer neuen Bestrahlungslampe auf das Blutbild des Menschen, Strahlentherapie **60** (1937).

SCHREIBER, H.: Über Kombinationswirkung von UV- und Ultrarotstrahlung, Strahlentherapie **60** (1937).

SCHREIBER, H.: Zur Biophysik des Ultrarot, Arch. physik. Therap. **7** (1955).

SCHRÖTTER, v., H.: Neuere Arbeiten über die Wirkung der Licht- und Wärmestrahlen auf den Organismus, Strahlentherapie **16** (1924).

SONNE, C.: Die Abhängigkeit der lichtbiologischen Reaktionen von der Wellenlänge, Strahlentherapie **20** (1925), **21** (1926).

Autorenverzeichnis

Ackermann 1
Amelung 10, 34

Bach 4, 17, 32
Bernhard 2, 3
Birkmeyer 35
Bloch 15
Böger 36
Brömser 36

Dorno 5, 33, 34

Ellinger 15, 26, 27

Finsen 2, 3, 4, 5, 17, 31, 32, 33

Giersberg 11, 12, 34
Gremels 26

Hamperl 15, 27
Hasselbalch 10, 16, 28
Heller 32
Henschke 15, 27
Hess 11
Holtz 15, 32

Jesionek 4, 14, 17, 31, 32

Klein 16, 30
Kollath 23
Krefft 5, 33
Kunze 7, 8, 9, 13, 17, 20, 23, 24, 30, 34, 35, 36

Larché 5, 6, 33
Lehmann 10, 11, 16, 17, 21, 26, 30
Lindhard 10, 16, 28
Lippross 12, 13
Lönne 1, 30, 35
Lotz 11, 12, 34

Mark 35
Miescher 8

Parade 16
Poncet 2, 3

Rajewsky 28
Ranke 36
Rikli 2, 4, 18
Ritter 2
Roffo 32
Rollier 2, 3, 4, 5, 6, 7, 10, 12, 14, 17, 18, 20, 31, 33, 34, 35
Rothmann 14, 15, 22
Rüttenauer 5, 6, 33

Saleeby 1
Schellong 36
Schulze 6, 7, 8, 9, 15, 27, 28, 36, 37
Staub 36
Spielhoff 16
Sturm 18
Szakall 16, 17, 21, 28

Tonutti 14, 18
Traugott 36
Trendelenburg 15, 26

Unna 2

Vilter 10, 18, 22

Wels 19, 20, 21, 22, 23, 26
Wezler 36
Windaus 14, 15

Sachverzeichnis

Abhärtung der Haut 19
Absorption 11, 30, 31, 33, 34, 38
Adrenalin 31
Adrenalinversuch 51
Akkordarbeit 24, 39
akute Leukämie 58
akute Nierenentzündung 58
Allgemeine Körperschwäche 56
Allgemeintherapie 31, 46, 56, 57
Allgemeinweitung 41
Anämie 30, 39
Anheliose 11
animalisches System 27, 38, 39, 43, 44, 49
ansteckende Seuchen 11
ansteigende Dosis 13
ansteigendes Halbbad 21
Arbeitszeit 11
Askorbinsäure 35
Atemtiefe 35
Atmung 20, 21
assimilatorische Oxydation 36, 40, 41, 49, 59
Ausschüttungshemmung 28, 29
Auszehrung 11

BACHsche Höhensonne 14, 34, 49, 54
bakterizide Eigenschaften des UV 13
bakterizider Effekt des UV 12, 13, 14, 34
Behandlung in kleinen Dosen 13
Behandlungsplan 45
Behandlungssystem nach FINSEN 12, 13, 17, 34, 48, 49
Behandlungssystem nach ROLLIER 12, 13, 17
Bestrahlungsdauer 15, 40, 57
Bestrahlungszeit 15, 54, 56
Bestrahlungskur 20, 46, 54, 55, 57
Bestrahlungstreppe 52, 53, 56
Bewegungsmangel 26, 39, 55
Bewegungsreize 11, 18, 25, 38, 44
Biosphäre 17, 32, 42, 52, 59
Blutdruckamplitude 21, 22, 24, 27, 31, 38, 57
Blutdruckregistrierung, Pulsregistrierung, Atemregistrierung 20, 21, 22, 24, 27
Blutdruckniveau 21
Blutstromgeschwindigkeit 29
Blutverteilungsstörung 30, 57
Blutzucker 23, 27, 28, 31, 33, 35, 38, 40, 46

Darmtuberkulose 39
Dehydrierung 40, 41
Dehydrocholesterin 31
diastolischer Druck 21, 23, 57
Dioxyphenylalanin (Dopa) 36
Direktbehandlung 12
dissimilatorische Oxydation 36, 40, 41, 49, 59
Dopaoxydase 31, 36
Dorno-Bereich (UV-B) 14
Dauerprophylaxe 15
Druckarbeit 21
Drucktyp 17, 18, 21, 24, 26, 46, 48, 53
Durchblutungsaktivität 26, 27, 28, 30, 43, 44, 58
Durchblutungsgröße 29
Durchblutungspassivität 39

Einengungszustand 17, 18, 21, 28, 29, 30
Einfluß von IR und UV auf vegetative Ausgangslage 24

Eiweißgerüststruktur 40
Eiweißintoxikation(-zerfall) 33, 34
Emissionspektrum 51
Energiequelle 11, 58
Energiereserve 38
englische Krankheit 11
Enzephalitis 33
Erbrechen 33
ergotropes Verhalten, histotropes Verhalten 19, 22, 23, 24, 33, 37, 38, 41, 43, 50
Erhaltungstherapie 55
Erholungsfähigkeit 35, 36, 37, 40, 42, 43, 44
Ermüdbarkeit 21, 24, 39, 42, 44
Ernährung 45
Ergosterin 31
Erythemschwelle 52, 53, 57
Erythrozytenzahl 29, 30, 57
Euphorie 37, 42, 43, 44
eurysom 18, 44, 51
Eutonie, Dystonie 17, 18, 21, 26, 29, 41, 42, 43, 44, 50, 54, 58
exogen 26, 49
Exsikkose 49
extrovertierende Dynamik 17, 41, 46, 48, 49, 50, 54
exsudative Prozesse 58

Fabrikmensch 11
Feldkraft „Licht“ 40
Fernwirkung 19, 28, 30, 41, 46, 59
Fieber 33
fieberhafte Prozesse 58
FINSENstrahler 12
funktionelle Konstitution 18, 19, 33

Ganzheitsreaktion des Organismus 19, 40
Genotyp 17, 25
Ganzkörperbehandlung 54, 58
Ganzkörperbestrahlung 13, 25, 46, 49, 50 56
Gegenregulation 41
Gehirn 43
Gesundheitsverlust 11
Gewebsthermometrie 28, 29
Glutathion 35, 40
Grundumsatzverhalten nach UV 22, 23, 25, 33, 40
Gymnastik 55

hämodynamischer Text 23, 25, 28, 46, 57
Hämoglobinspiegel nach UV Bestrahlg., nach IR Bestrahlg. 25, 27, 29, 30, 38, 46, 57
Hautkrebs 58
Heilwirkung 12
Heißhunger 28
Heißwassertauchbehandlung nach SPIETHOFF 49
Heliotherapie 30, 31, 34
Herderkrankungen 50
Helligkeit 11
herdferne Behandlung 13
Herzinfarkt 58
Herzmuskelversagen 58
histaminähnliche Substanz 32, 33, 37, 34
Histamineffekte 32
Histaminhypothese 32, 34, 37, 39, 41
Histidin 32
Hitzeempfindlichkeit 19, 34, 51
Höhensonnenbehandlung 44
Hornschichtverdickung 17
Hydratation 40
Hydrotherapie 40
Hyperämie 13
Hypertonie 50
Hypomanisches . . . 42, 43
Hypophysenhinterlappen 33, 35
Hypotonie 26

immunbiologische Zeichnung 35
Indirektbehandlung 12
individuelle Bewegungsgröße 40
individuelle Reaktionsunterschiede 17
individuelle Regulationsform 17, 18, 46

individuelles Entwicklungspotential 17
Industrialisierung 11
Infrarotwirkung nach ROLLIER 13
Insolation 33
Insuffizienz 24
Insulinversuch 51
Intensiv-Lichtbehandlung 14, 48
introvertierende Dynamik 17, 38, 39, 41, 46, 48, 49, 50, 54
IR-Hunger 54

JESIONEKsche Höhensonne 14, 34, 49, 54

Kälteempfindlichkeit 19, 34, 39, 50, 51
Kaltes Tauchbad 55
Kaltstrahlung 29
Kapillarisierung 29, 30
Kapillarraumreserve 30
Keimschicht 41
Knochentuberkulose 12, 13, 19, 34, 50
Köperkern 17, 46, 48, 49, 57
Körperschale 17, 27, 30, 38, 46, 48, 49, 57
Körpertemperatur 20, 21
Kohlebogen 12, 13, 51
Konsensuell 28
Konzentrische Bündelung des UV 12
Kontinuierliches Spektrum 15
Konzentrationsschwäche 39
Kopfschmerz 33, 44
Krebswachstum 12
Kreislaufdekompensation 58
Künstliche Strahlenquellen 12, 14, 15, 44, 56, 59
KUNZEtest 51
Kurative Entzündung nach JESIONEK 14, 33, 34, 41, 46, 47, 48, 49, 53

Lebensalter 17
Leberfunktion 39, 46
Leistungsfähigkeit 24, 36, 37, 42, 44
Leistungsgefühl (subjektiv) 19, 42, 44
leptosom 18, 44, 51
Leukoplaststreifen 52, 53
Lichtenergie (Strahlenenergie) 11, 30, 31, 33, 34, 38, 40, 44, 46, 57
Lichtentwöhnung 16
Lichterythem 13, 16, 21, 32, 33, 34, 36, 48
Lichtkatalyse 31, 40, 41, 59
„Lichtkleid" 16, 17, 40, 42, 59
Lichtmangelkrankheit 11
Lichtwelle 16, 17, 19
Lichtspektrum 13
Linsensystem 12
Lokaleffekt 19, 59
Lupus 13, 14, 45
Lymphogranulomatose 58
Luft 11, 31
Lungentuberkulose 39

Muskuläres Training 43
Magen- und Zwölffingerdarmgeschwür 39
Menstruation 39
Merkschwäche 39
mesosom 18, 44, 51
Mildstrahler 14, 15, 16, 17, 23, 25, 46, 50, 51
Mischstrahler 26
Morgenlauf 55
Muskelschwäche 39
Muskelwachstum 13

Naturheilkunde 11
Neurodynamik 59
Nil nocere-Grundsatz 45

Oxydation 17, 36, 38, 40, 44, 48
Oxydationsprozeß 32, 33, 42, 44, 59
oxydativfermentativer Prozeß 35

Papilläre Plexus 28
Perniziöse Anämie 58
phagozytäre Aktivität 35
pharmakologische Effekte 30, 31
photochemische Effekte des UV 13, 30
Photosensibilisierende Substanzen 58
physikalische Schlagvolumenbestimmung 51

physiologische Strahlengewöhnung 16, 17
Pigmentation (sekundäre Reaktion) 16, 17, 18, 36, 42, 44, 46
Pleuritis 39, 46
prämorbid 39
Prophylaktische Therapie 47
Protoplasmadynamik 59
psoriatische Effloreszens 34
psychisch 38
Psychische Erregungszustände 50
psycholog. Testmethoden nach UV-Bestrahlung 43
Pulsverlangsamung 35

Quarzglasbrenner 14, 51

Rachitis 11, 31, 45
Rationelle Besonnung nach ROLLIER 13, 57
Reaktionstypen 15, 16
Redoxpotential 36, 37, 38, 40, 59
Redoxsystem 35, 40, 41, 42
Reduktion 17, 35, 36, 39, 40, 44, 48
Reduktionspotential 42
Regulationsgefüge 17, 18, 19, 20, 22, 27, 35, 40, 41, 43, 44, 46, 48, 49
„regulationsgerechtes“ Bestrahlen 27, 43, 50
Regulationsstufen I—III 17, 36
regulative Erstarrung (regulatorische) 21, 23, 28
reizbare Erschöpfung 44
Reizkörpertherapie 33, 34, 49
Reizphasenzustand 17, 18, 21, 23, 26, 28, 30, 44, 58
Roborierende Maßnahmen 14
Röntgenbehandlung 13, 34, 58

Sauerstoffverbrauch nach UV 22, 23, 25, 33, 40
Sauna 56
seelisches Verhalten 19
Sinnesorgane 43
Sofortreaktion 29
solare Hyperkeratose (tertiäre Reaktion) 16, 39, 42
somatisch 38
Sonnenbrand 16
Sonnenähnliche Strahlenquelle 15, 51
Sonnenempfindlichkeit 51
Sportliches Training 20, 21, 43
Submikronen 40, 41
Subpapilläre Plexus 28
Substitutionstherapie 45
Sulfhydrilhypothese 35, 37, 39, 41, 59
Sulfonamidtherapie 58
Sympathikushypotonie 31, 32, 44
systolischer Druck 21, 23, 37, 57

Schädigungen durch Licht 14, 33, 39
Schattenkrankheiten 11
SCHELLONGtest 51
Schilddrüse 33, 39
Schlafbedürfnis 21, 24, 39, 42, 44
Schleifstellenanamnese 59
Schonungsschäden 39
Schwindel 44

Starkstrahler 14, 15, 22, 25, 34, 44, 46, 47, 50, 51
Stoffumsatz 35, 40
Stoßtherapie 53
Strahlendosis 46
Strahlenenergiesubstitution 14, 15, 17
Strahlengewöhnung 16, 57
Strahlenintensität 12, 32, 46, 51, 53, 57
Strahlerabstand 54, 55, 56, 57
Strömungsgefälle 21, 22, 28, 46
Strömungsvolumen 30

Tageslicht 11, 13
Teilbestrahlung 13, 57
Theratherm 29, 56, 57
thonisch-klonische Krämpfe 33
Thymonukleinsäure 32
Thyrosin 31
Trainingszustand 17
Traubenzuckerbelastung 51

Trockenbürsten 54, 55
Tuberkulose 11, 45, 46, 56
Typ E 15, 16, 17, 19, 32, 37, 39, 43, 44, 49, 53
Typ E + P 15, 16, 17, 19, 32, 39, 41, 44, 49
Typ O 16, 17, 39, 42, 49
Typ P 15, 16, 17, 19, 30, 32, 37, 39, 44, 49

Überbeanspruchung 25
Überkompensation 25
Überlastungsschäden 39
Ultravitaluxstrahler 14, 15, 16, 19, 21, 22, 27, 29, 30, 50, 51, 53, 55, 56, 57
Umstimmung 13, 18, 19, 23, 25, 26, 31, 42, 44
Umstimmung der vegetativen Reaktion 13, 16, 17, 19, 21, 22, 25, 36, 37, 46, 48, 50
unphysiologische Dosis 32
unterschwellige Bestrahlung 17, 25, 40, 42, 50, 57, 58
Urlaub 16
Utilisation 30, 38
UV-A, UV-B, UV-C 14, 15, 48
UV-Behandlung nach JESIONEK 14
UV-Hunger 54
UV-Vorbehandlung 16

Vagus Sympathicus 17, 19, 20, 23, 24, 25, 26, 27, 33, 35, 36, 37, 38, 39, 40, 41, 43, 44, 46, 48, 49, 50, 57
Vasodilatation 28
Vegetationsraum 39, 47, 49
vegetative Ausgangslage 20, 25, 32, 46
vegetative Betriebsstücke (FR. KRAUS) 17, 59
vegetative Dynamik 22, 33, 35, 37, 38, 39, 40, 44, 46, 59
Verstädterung 11
Vierfachbestrahlung 21, 56, 57
Vier-Phasen-Reaktion nach LEHMANN 19, 22
Vitaluxstrahler 15
Vitamin C 41
Vitamin D 31, 41
Volumarbeit 21
Volumtyp 17, 18, 21, 24, 28, 29, 30, 46, 48, 53
Vorbehandlung vor Urlaub in der Sonne 16
Vorbeugung 44

Wärmestrahlung 29
Wasser 11, 31, 45, 46, 55
Wasserstoffdonator 35, 40, 59
Wasserstoffvalenzen 35, 36, 37, 38, 40, 41, 43, 59
Wassertemperatur 20, 21
Wechselwirkung 11, 14, 17, 25, 44, 46, 47, 59
Wellenbereich 14
Wetterfähigkeit 19
Wirkstoffstauung 30

Xenon-Hochdruckstrahler 15, 51, 52

Zelleiweiß 32
Zellkern 32
Zellschädigung 33
Zystein 35, 40

Im Frühjahr 1959 erscheint:

HARALD M. KUNZE

Die einfache hämodynamische Regulationsdiagnostik

Ein Beitrag zur Diagnose der funktionellen Konstitution des Menschen

Groß-Oktav. Mit etwa 35 Abbildungen. Etwa 240 Seiten. 1959. Etwa DM 45,—

Aufgabe der hämodynamischen Regulationsdiagnostik ist:

1. aufzuzeigen, in welchem Umfange mit Verfahren der Blutdruck-Puls-Atemregistrierung Einblick in das individuelle Verhalten der regulatorischen Funktion des Organismus genommen werden kann.
2. gilt es, zu zeigen, welche Anpassungsformen unter verschiedenen Einwirkungen, in verschiedenen Lebensaltern und in Abhängigkeit vom Genotyp und vom Trainingszustand auftreten können.
3. wird auf Grund einer „synoptischen" Analyse versucht, das individuelle Bild auf der Grundlage der exakten physiologischen Forschung zu deuten und daraus Schlüsse für die Vorgänge im individuellen Regulationsgefüge während eines Anpassungsvorganges abzuleiten.
4. Aus dem Ergebnis der regulationsdiagnostischen Bedeutungsanalyse ergeben sich nicht nur Aufschlüsse für die Indikation einer der funktionellen Konstitution angepaßten Therapie, sondern — darüber hinaus — grundsätzliche Schlüsse für die Wechselwirkung des Menschen mit seiner Lebens- und Arbeitsumwelt.
5. Es ist nicht nur möglich, Aussagen über die Leistungsgröße zu machen, sondern über den individuellen Leistungsstand, der individualspezifisch ist. Die Diagnose des Leistungsstandes ist nicht nur für den Therapeuten wichtig, der in jeder Therapie eine Beanspruchung des Regulationsgefüges sehen muß, sondern für den Arzt schlechthin, da seine Aufgabe in unserem Industriezeitalter ist, die Folgen der einstigen Arbeits- und Lebenseinflüsse in ihren Wirkungen auf den Organismus zu überschauen. Aus dem Erkennen der Folgen einer täglichen Wechselwirkung im Regulationsbild ergibt sich der kontrollierte Weg, den deformierenden Einfluß auszugleichen, abzuschalten und die eutonische Ordnung im Regulationsgefüge zu sichern.

Das Buch ist in dieser Hinsicht ein Lehrbuch der speziellen Regulationsphysiologie, mit der besonderen Blickrichtung auf den Kreislauf und die Atmung (Teil II in Vorbereitung). Regulierungstherapie, d. i. die Wiederherstellung der geordneten Wechselwirkung, ist daher nur auf der regulationsdiagnostischen Grundlage möglich, wie sie an Hand der einfachen Blutdruck-Puls-Atemregistrierung aufgezeigt ist. Auf ihrer Grundlage wird erst die gezielte Therapie unter Berücksichtigung der funktionellen Konstitution des Menschen möglich.

WALTER DE GRUYTER & CO. / BERLIN W 35

vormals G. J. Göschen'sche Verlagshandlung — J. Guttentag, Verlagsbuchhandlung — Georg Reimer — Karl J. Trübner — Veit & Comp.

FSC
www.fsc.org
MIX
Papier | Fördert gute Waldnutzung
FSC® C083411

Zeitfracht Medien GmbH
Ferdinand-Jühlke-Straße 7
99095 Erfurt, Deutschland
produktsicherheit@kolibri360.de